《精神卫生科普》丛书

问世界性为何物

解读性心理障碍

主　审　于　欣
主　编　师建国
本册主编　王宝安

陕西出版集团
陕西科学技术出版社

图书在版编目（CIP）数据

问世界性为何物：解读性心理障碍 / 王宝安主编—西安：陕西科学技术出版社，2012.1
（精神卫生科普丛书 / 师建国主编）
ISBN 978-7-5369-5119-8

Ⅰ. ①问… Ⅱ. ①王… Ⅲ. ①性心理—精神障碍—普及读物 Ⅳ. ①R167-49②R749.055-49

中国版本图书馆CIP数据核字（2011）第128017号

出版者 陕西出版集团 陕西科学技术出版社
西安北大街131号 邮编 710003
电话(029)87211894 传真(029)87218236
http://www.snstp.com
发行者 陕西出版集团 陕西科学技术出版社
电话(029)87212206 87260001
印 刷 陕西瑞升印务有限公司
规 格 880mm × 1230mm 32开本
印 张 5.5
字 数 134千字
版 次 2012年1月第1版
2012年1月第1次印刷
定 价 22.00元

内容提要

本书作者通过对在几十年临床工作及生活中遇到的数十个案例的介绍与分析，让大众对性心理障碍的概念、病因、临床表现、治疗、预防等有一个通俗系统的了解。重点介绍对性的误区，使大众对性及性心理有一个正确的认识，树立健康的性知识及性观念。同时介绍性心理的发展，使父母从孩子的出生就关注他的性心理发展。本书通俗易懂、实用性强，可以适合各阶层人士：如父母、老师、青少年等。

序言

我非常高兴地为《精神卫生科普》丛书作序。因为，我国公众的精神卫生知识相当缺乏，存在的认识误区较多，即便是常见精神障碍和常见精神卫生问题方面的知识，知晓率也偏低，尤其是在农村和教育程度低的人群中情况更为突出，以致患者贻误治疗，甚至造成精神残疾，同时也累及家庭和社会。摆脱精神疾病阴影，普及精神卫生知识刻不容缓！

精神卫生知识是指帮助人们识别、管理或预防精神障碍的知识和信念，具体包括识别障碍和获得精神卫生信息的能力，对精神障碍的危险因素、病因、自我治疗方法及如何获得专业帮助的了解，以及提高认识水平和增加求医行为的态度。精神卫生知识的知晓和普及具有非常重要的公共卫生意义，在相当长一段时间里，国内精神卫生领域有大量的普及工作要做。

《精神卫生科普》丛书通过解读《愁煞父母的孩子》《失眠的苦恼》《愁断肝肠》《惶惶不可终日》《欣喜若狂》《自戴的枷锁》《偏离常轨的行为》《奇怪的思维》《灾难带来的痛苦》《问世界性为何物》《糊涂的老人》11个分册介绍了身边的精神卫生知识，这是促进心灵健康的一个极好的切入方式，该书通过案例介绍以及案例分析和精神卫生知识链接的形式，将精神卫生知识以文学艺术的形式呈现在读者面前，通俗易懂，清丽、流畅的文笔将复杂的精神卫生知识带入生活，更是深入人心。相信这本书会使读者受益多多。

本套丛书的作者都经过多年精神科行医感悟，从病人和医生的两个角度，把人们认识精神障碍过程中的一些误区、一些内情、一些窍门、一些体会、一些知识等等，一一作了分析和总结，把一些经验提出来，让大家了解精神障碍的内情，回避其中陷阱，针对看精神障碍过程中的各个环节，把握其中关键，做到看病时心中有数，使读者不断提高精神卫生知识的知晓率，从而不断提高精神健康的水平。

我推荐《精神卫生科普》丛书，期望此书为构建和谐社会能够添一块砖、加一片瓦，使我国的民众从中受益、健康快乐。希望每一位阅读《精神卫生科普》丛书的读者都能够在这套丛书里学到精神卫生知识，让心情放松下来，有恍然大悟的感觉，让世界更加和谐、更加美满，这就达到了作者的目的。

为了普及精神疾病的知识，加深人们对精神障碍防治的认识,提高全社会对精神卫生工作的关注，消除偏见与歧视，同时引导公民正确认识和处理精神障碍和心理卫生问题，有效地进行干预，请读《精神卫生科普》丛书。

何鼎雄

2011年6月12日

前言

中国精神障碍成人的月患病率平均为17.5%，推算全国有1.73亿成人患病。我国重性精神病患者人数已超过1600万。根据世界卫生组织的研究，精神疾病发病率已占我国所有疾病发病率总数的20%，而全世界的平均水平为10%。此外，世界卫生组织还预测未来20年中国的这一比例将增长至25%。但公众对精神障碍的知晓率不足50%，精神障碍的治疗率不足10%，伴中重度失能的治疗率，也不足25%，合适治疗率更低，提高治疗率的当务之急是提高精神卫生知识的知晓率。正是为了回应这一社会需求，才有了组织编写一套《精神卫生科普》丛书的想法和实践。

我们选择了临床经验丰富具有高级职称的精神科医师担任主编，编著了《精神卫生科普》丛书。作者们结合自己的临床经验，图文并茂地为你详尽解答精神障碍治疗和康复过程中的种种问题，并教你应对策略。本书的特点是借用生动有趣的典型案例，链接公众关注的常见的心理问题，形象地分析其各种表现，将许多精神障碍相关知识通过大众化的语言和生动、直观的图表形式表现出来，回答了人们日常生活中遇到的“为什么烦恼，忧心忡忡？为什么坐立不安？为什么莫名其妙地恐惧？为什么翻来覆去睡不着？为什么脑子里总出现奇怪的想法？为什么有用不完的劲？为什么不会与人打交道？为什么赌博成瘾不能自拔？为什么老人不知道回家的路？为什么孩子不听话?”等一系列常见的精神和心理问题。

使用本套丛书你可以通篇浏览，也可以先选择你感兴趣的分册或内容进行阅读，然后再根据相关的内容去扩展知识。阅读本书，可使你在欣赏一幅幅简洁风趣的图表的同时，获得一定的精神障碍治疗和康复的知识，并使你渐渐地学会在这些知识中有所领悟，帮助你摆脱忧愁，倍感轻松，提高生活质量。

著名精神医学家何鼎雄主任医师为本套丛书写序，著名的精神医学家于欣教授担任主审，这是对我们最大的鞭策和鼓舞。陕西出版集团、陕西科学技术出版社的宋宇虎责任编辑，一字一句地审校，其治学态度之严谨，让我感动之至，在此表示衷心的感谢！

《精神卫生科普》丛书要求阐述具有趣味性、可操作性、实用性，内容科学新颖、通俗易懂、幽默风趣，读者无需具备医学和心理学背景知识，案例引出、故事讲述，重点关注读者会碰到什么问题、遇到这些问题后怎么办，适合普通群众阅读。

师建国

2011年5月8日

本册前言

纵观世界，生物界的性行为多种多样，而作为高级生物的人，性又是怎样的呢？人类的性行为及性心理又是如何发生及发展的呢？哪些性行为及性观念是健康的，是人类文化及亚文化所接受的？人们对性障碍、性心理障碍了解多少？如何界定性及性心理障碍？性及性心理障碍又给社会及个体带来什么？……

现今，有关性的问题困扰着许多人。人们就会从多种不同渠道获取一些性知识，有一些正规的教材可以获得并了解有关性的知识（如中学的生理卫生知识），由于一些人的“怕羞、不道德”的性偏见将其束之高阁，失去了它的价值。性的教育就成了个人的性探索，就会走一些弯路，甚至误入歧途。

在临床工作中，经常会碰到一些这样的人，为之惋惜。为此奠定我们编写本书的想法，目的就是在茫茫人海之中，解决一些不该发生的性问题，让性知识的了解多一个正规的渠道，让健康的性知识能传到更多的成长中的个体，让人们对性的问题能找到合理的答案。

在此，感谢我的团队给予的帮助及协作，也感谢现代互联网给予的便捷。

王宝安

2011年4月6日

目录

一、长得像“女人”样的程凯

“食、色、性也”,这是人们常说的一句口头禅。而食，是人生来就会的；性，却需要经过相当长时间的社会化过程，直到进入青春期后才能逐步成熟。古往今来，许多人把人类的性本能简单地视为物欲或肉欲，甚至把它排除在科学研究的对象之外。即使是在如今自由开放的时代，性知识的知晓率也是不高的。因为性的私密性，人们对性有不同理解，也有许多不正确的看法。它的产生显然受到本身生活环境和经历的影响，这种千差万别的经历塑造了每个人的性意识和性观念。因此，人们所表现出来的性行为也是千差万别的，所遇到的各种性问题，自然也就形形色色了。要了解性及性心理障碍，我们有必要从正常及健康的性及性行为开始。

什么决定着我们的性及性特征？其实我们是一粒种子(受精卵)的时候，我们的生物性已具备了。父母给我们提供的配子(Y或X；X)就决定了我们的生物性（46，XY；46，XX）。就这两条染色体决定了我们的身体是男还是女。如果是46，XY就是男人，如果是46，XX就是女人，那这个世界就太简单了，也就没有咱们后面要了解的东西了！

要了解这一系列问题，我们先从这个案例说起。

案例介绍

某年的5月份，一位很秀气的人在一位老人的陪同下走进了诊室。我上下打量她一番，上身穿着宽大的T恤，下身穿一条水桶一样的牛仔裤，留一头的短发，眉清目秀，样子像是一位标致的女孩，但浑身上下没有一点脂粉味，也没有佩戴女性的任何饰品，年龄大约20

岁出头，满面愁容，陪她的老人也是如此。我心里一惊，是否又是一位因与家人意见不一致而发生冲突的“同性恋”患者？照例登记姓名、性别、年龄等基本信息。这些是这位老人来回答的。一登记完，我又是一惊，“程凯”，一个很男性的名字；性别“男”又对我的判断给了一次冲击。在初次接触中，程凯一直未言语。老人告诉我她是程凯的奶奶。奶奶可能看到我的诧异，就问：“你看程凯是男孩还是女孩？”我如实告诉了他，初次见他，我就认定他是女孩，虽然打扮像个男孩。这时，程凯发话了：“你说对了，别人也认为我是女的。从4年前起，也就是15岁以来，我就渐渐地与别的男孩不一样了。我没有他们那样的喉结、没有他们那样健壮的肌肉、‘牛牛’跟小时候一样，一点也没有生长，都不敢到大众浴池去洗澡。更重要的是我说话的声音，你发现了吗？又尖又细，一点不像是男人的，为此我与别人连话都不敢说。还有我还长着女人一样的乳房，你说，为什么会是这样？这到底是怎么回事？我该怎么办呀？……”程凯一连串的为什么，让人觉得很悲伤，但问题出现了，我们就要弄清楚它，找一个好的办法解决它。下面，我就他的问题向他及奶奶了解了一些情况。

“小时候，他母亲怀他的时候怎么样？有没有服一些药或是有某种疾病？”

“他妈怀他的时候好着呢，没听说得病或服药。也把他怀够月份了。”

“那他出生后到15岁以前都好着吗？”

“都好着。他一出生，大夫给我们说是个男孩，我们都很高兴。他小时候，也是淘气、捣蛋，跟别的小男孩没有两样。就是上小学也是那样，特别活泼。到小学5年级，他父母离婚了，因为他一直是我带的，这件事对他影响好像也不大，就是不高兴了几天，几天就过去了。倒是这个问题，让他变了很多，不愿出门、不愿说话、不愿跟人交往，整天唉声叹气的，好像变了一个人似的。”

“他在这期间有没有生过什么大的疾病？经常吃什么药吗？”

“没有呀。无非是感冒了，吃几天药或打打针。大病还是没得过。”

“那他的亲属中有他这种类似的情况没有？比如你的兄弟姐妹、他爷的、他父母的、他的兄弟姐妹。”

“这也没有。”

“以前到别的地方看过吗？做过什么检查没有？”

“到西安看过。做过染色体核型检查、性激素检查、脑垂体、生殖器影像学检查。”这次是程凯告诉我的。看来他对自己的问题很清楚、很关注，也可能查了不少的资料。

“那他们给你什么样的结果？”

“他们给我诊断47,XXY综合征；促绒毛膜激素缺乏征；雄性激素缺乏症。说这一切都是多一条X染色体惹的祸，引起雄性激素缺乏、雌性激素过多造成的。”

“现在坚持治疗着吗？”

“治疗着。”

“那你这次来这的目的是什么？”

“我就是想不通，我为什么会是这样？我怎样才能接受现实？我怎么与别人交往？”

到此我明白了他来此的主要目的，虽然与我的猜测距离较远，但我们也幸会了此例与性相关的病例，作为我们了解性的开始。

案例分析

此例患者的主要问题是自青春期后男性特征不明显，且出现了一些女性特征。然后出现了一系列的心理、行为的甚至是性格的变化。归根结底都是多一条X染色体惹的祸，因为他的染色体核型是47,XXY，而正常人的核型是46,XY或46,XX。当然47,XXY是“自青春期后男性特征不明显，且出现一些女性特征”这个问题的罪魁祸首，而不是影响他心理、行为等的主要原因。

那对他问题的诊断，该如何进行？应该考虑躯体上的问题，也可以说是生理上的原因。首先，对性别的判断查染色体核型——到底性染色体是XY或XX或别的（XXY、XYY等）。这决定了生物学上的性别。其次，检查影响性征发育的内分泌器官及其功能如：脑垂体、性腺（男性为睾丸、女性为卵巢），结构学的检查可以是脑垂体为头颅CT、头颅磁共振等；性腺为超声波等。功能学的检查可以是内分泌检查——即抽血化验。再次，了解其母亲怀孕期是否服用一些药物：主要是一些性激素类药物，还有患者是否服用此类的药物，因为此类药物也会影响患者第二性征的发育。最后，对他的成长史做一下了解，因为在成长过程中，如果孩子按异性身份抚养，也会造成他的心理、行为甚至是性格的变化。这是对第二个问题的关注而必须了解的。

本案例的主要问题是第一个，而来我们诊室的目的却是第二个。

在本章我们就第一个问题做了一些深入了解，在以后的章节里我们再来了解第二个问题及其解决方式。

相关知识链接与思考

1.什么是性及性的生物学基础？

从前面的案例里我们已经触摸到性的蛛丝马迹，但说的“性”，却是一个很大的概念，无论是生活中，或医学上。但要谈到它，就要给它一个界定。性在新华字典上的解释：“①人或事物的本身所具有的能力、作用等。性质、性格、性命（生命）、性能、个性、属性。②性质，思想、感情等方面的表现：典型性、开放性、指令性。③男女或雌雄的特质：性别，男性、女性。④有关生物生殖的：性交、性欲、性爱、性感、性解放。⑤表示名词（以及代词、形容词）的类别的语法范畴。”在这里选用它的第三、第四条解释。它包括性生理、性心理、性行为。而性行为也可以归为性心理，因为心理就包括一个人的“知、情、意”。“知”简单一点就是人的感觉、知觉、思维想法、注意、记忆、智能等；“情”就是人的情感、情绪、心情等；“意”就是意志行为。所以性就包括性生理和性心理。对性心理将在后面篇幅有详细的介绍，而性生理是我们成长的物质基础。

首先，了解一下决定性生理的因素，也就是性的物质基础。

（1）遗传因素，就是我们所说的染色体核型。46,XY就是男性；46,XX就是女性。这主要是来自我们的父母，母亲给我们提供一个细胞——卵子——染色体核型为（23,X），父亲给我们提供无数个细胞——精子——染色体核型为（23,X）或（23,Y）。只有一个最勇敢、最强壮的精子通过层层险卡与母亲体内的卵子在合适的时间、地点相会，就产生一个小小的“我们”——受精卵——染色体核型为（46,XY）或（46,XX），也就是男或女已经决定。

（2）母孕期的因素对我们的影响。这小小的受精卵在母体中健康快乐地成长，长到10个月（大约40周），就会变成一个成熟的胎儿，经过母亲的分娩，诞生了我们——一个健康的男孩或女孩。如果母亲服用一些药物，如性激素，就会影响我们的性别表达——第一性征的表达，混淆我们的性别。

（3）出生后个体的性激素对我们的影响。出生后我们的身体在激素——就是荷尔蒙的正常运行下，到了青春期，逐渐使我们的身体长成成人男人或女人的样子，也就是使第二性征得以表达。而在此过程中，脑垂体及性器官（性腺体）起着很重要的作用，如果它们的形态及功能在青春期之前发生病变，就有可能使第二性征发生变化。而在成长中一些因素也会影响第二性征的变化，比如长期服用一些含有性激素的药物、食物等。

那么性生理在我们身上的体现在哪里？也就是性特征是什么？

人类的第一性特征（主性征）即是生殖器，也就是说男性：睾丸、附睾、输精管、阴囊、前列腺、阴茎；女性：卵巢、输卵管、子宫、阴道、外阴。这是一出生就宣告了我们的性别，是遗传因素在胎儿期的正确表达。

人类的第二性特征（副性征）就是青春发育后表现出的第二性特征，具体表现为：男性体格高大，肌肉发达，体表常有多而密的汗毛，长胡须，喉头突出，嗓音低沉等；女性骨盆宽大，乳腺发达，由于皮下脂肪多而显得体态丰满，嗓音细润等等。是我们向世人表现我们的性别身份，是遗传因素在成长中的表现。

性的生物学因素，就是决定性的生理因素。这些是成长为男性、女性的物质基础，是最基本的东西。从此节了解了胎儿期，更早就是受精卵期就决定了个体的性别，它们在身体上如何正确的表达出来，有两个环境：一是母体环境——使第一性征得以表现；二是个体自己的环境——使第二性征得以表达。

那么，了解了性别，经常说的性身份、性角色是什么，与性别有什么联系及区别？下面来了解一下。

2.性别、性身份、性角色的联系及区别

要说明这个问题，我们再来看下面几个例子。

追悔的父母：安徽庐江县的小民(化名)，18年来一直被家人错当成女孩来养。小民的父母讲："孩子出生时因外阴似女孩，所以报户口时，我们报的就是女孩。其实孩子在3岁的时候，我们已经发现他与女孩是有点不同的，孩子长出了像男孩一样的阴茎，但是很短。"因为家境困难，就没有去医院，没有深究，一直将他当女孩养着。到了青春期，他不像别的女孩一样来月经、长乳房，反而是喉结长起来了，孩子也为此很痛苦，所以才求医，检查染色体核型为（46，XY），家人为他准备做手术的费用。父母现在追悔的是养了18年的小民，一直是一个懂事听话的"乖乖女"，他如何能接受他是男孩的事实，以男人身份如何去生活。小民也说："我当了18年的女孩，我早已认为自己是个女生，从未想过我会是个男的，未来我不知道如何去走，我不知道怎样做男生……"

这是一例因出生时外生殖器发育畸形导致性别识别错误，以错误

性别抚养的导致性身份混乱的个案。

性身份是指个人对自身是男性或女性的认知、确信和态度。这种观念形成于童年早期，一般在3岁时已经确立。性身份一旦确立之后，便很难改变。促进性身份形成的因素包括：生物因素和教养因素两方面。两性畸形提供的证据表明，不论这类儿童遗传学方面的性别是男性（性染色体为XY）或女性（性染色体为XX），只要父母把他当做男孩教养，便形成男性的性身份；如果把他当作女孩教养，便形成女性的性身份。

所以，为了避免性身份混乱或障碍的发生，出生后最好将孩子的生物性别搞清楚，然后按生物性别去抚养孩子。

一位男老师的苦恼——某男，27岁，大学文化，初中教师。自小男子汉气概不足，性格内向，表现为胆小、细心、与人交往腼腆。爱干净整洁，喜欢与女孩子玩，不喜欢与男孩子乱打乱闹。长大后虽然体格健壮，但说话、走路都扭扭捏捏，女性气十足。现在到了婚恋年龄，经常因为他有女性化的说话和走路姿势遭到别人的拒绝，更苦恼的是还有他的言谈举止被一些男同学模仿，当做笑料来表演。虽然以前别人也这样对他，他尽量不去与他们来往接触就过去了，但现在要经常不得不面对，搞得心情很糟糕。他也希望自己像一般男人那样，刚强、果断、自信、勇敢、粗犷，但怎么也学不会。因为他一想到男人好争斗、不爱干净等不好的恶习，就不愿意像他们学习。其实他也是一个纯男人，也有男人的性冲动，也有与异性婚恋的强烈愿望，就是没办法改变自己的行为。

这就是一例关于性角色混乱的例子。因为拒绝男人的恶习而拒绝了男性的优良性格，习得了女性的特性。

社会心理学中，公认的男性化的特点一般包括：刚强、果断、自信、勇敢、粗犷、坦荡、冷静、理性、好攻击等，总体上给人一种阳刚的感觉。而女性化的特点包括：柔弱、寡断、自卑、胆怯、细腻、小心眼、被动、顺从、情绪化、感性等，总体上给人一种阴柔的感觉。上述性格特点的形成，既不是先天遗传的，也不是一蹴而就的，而是在后天的不断学习中逐渐习得的。而这些特点，更多的是历史发展而来、社会文化所赋予的，所以性角色指的是男性或女性的社会角色，是受历史文化所制约。比如几年前“超女”的出现，就颠覆了传统女性的形象，影视作品中奶油小生的存在，也导致了男性女性化。

所以，传统男性中粗鲁、不拘小节、好斗、攻击性强、鲁莽等特质，常被视为不文明或不合礼仪而逐渐在人类进化史中被淘汰，而细心、儒雅、友善、顺从、节制等女性性格特质，因符合现代文明的要求而得到了社会的认可，从而得以保留，这也在一定程度上推动了男性女性化。而因为女性社会角色的增多，也导致了女性男性化或中性化。我们有理由相信男性或女性的性角色也可能会因为社会的进步而区别不再那么明显。

从前面介绍的3个案例，我们明白了：

性别：一个人的解剖、生理或生物学上的男女之别。可由多种因素所决定，如性腺性别、遗传性别（又称染色体性别）、激素性别、表现性别（又称外生殖器形态性别）等，是生理性别。

性身份:可以理解为心理学概念或心理性别，就是性别自认或性别同一性，也就是说一个人的内心对自己的性别的认识是否与其生物学性别相一致。一般来说，二者必然一致，但有极少数人却完全不一致，那就成为性身份障碍或性别同一性障碍。一般受环境及生理的影响。如果一个孩子出生后外生殖器分化不明显，后天按某种性别抚养，成人后一般就会接受抚养性别。

性角色：是社会学概念或社会性别，它指一个人在一定的社会地位、环境下性别的社会表现形式或身份。一般受社会及文化传统的影响。经过数千年的人类发展，一般社会认同男性就应像“男人”——刚强、果断、自信、勇敢、粗犷、坦荡、冷静、理性、好攻击等，总体上给人一种阳刚的感觉；女性就应像“女人”——柔弱、寡断、自卑、胆怯、细腻、小心眼、被动、顺从、情绪化、感性等，总体上给人一种阴柔的感觉。甚至女人就应干女人的事，侵入男人的世界就是女强人、女权主义；男人就应干男人的活，如果做护士、幼儿园“阿姨”就是“伪娘”“娘儿们”等。这可能是数十年前的事。其实是社会文化传统对个体的刻板影响及限制，常常是社会给个体带来的压力及焦虑。随着社会的发展，这种刻板的影响将一去不复返，而个体会逐渐变得双性化，每个性别的优点基于一身。

所以通过本节我们了解：性别是一个人的生理身份；性身份就是心理性别，对生理性别的心理认同度；性角色就是社会性别，性角色将随着社会的发展逐渐退出社会舞台。

3.性的决定因素是什么?

其实，我们从上面的知识知道，遗传及性腺激素决定了个体的生理性别，就是决定了个体的是男是女；个体对自身的性别认同即性身份的影响因素是第一性征、第二性征的存在及性别抚养方式（按女孩或男孩养的性别，就是后天学习及模仿的性别）。可以说，性的决定因素就是生物学因素：遗传及性腺激素。

4.孕后采取办法能让女婴变男娃?

人们常说，“酸儿辣女”。常有人说“多吃些酸的，肯定是男娃了”，婆婆埋怨媳妇“谁让你不忌口”。改变饮食习惯，就能改变胎儿性别吗？几乎每天都有人这样问，一些老人甚至还会举出一些例子来验证它。而且，更有甚者为了生一个理想中的孩子，不惜服用传说中的“转胎药”。让我们看看这个真实的案例，是否能打消您错误的观念。

抱憾终身的父母——两年前的一个早晨，我刚一上班，就有一对夫妻来到我的诊室。互相埋怨吵闹着要离婚，女的哭哭啼啼，男的怒气冲冲。看年龄他们也不小了，为什么这样？看来他们的情感还没有到完全破裂的程度，不然会到民政局婚姻登记处直接办理离婚手续。

于是，我就仔细地询问他们的情况。详细了解后得知，他们现在都30岁了，20岁就结的婚，两人是高中同学，高中时关系就特别好，所以早早就结了婚，婚后的生活很幸福。因为丈夫是数代单传，所以他们就打算早早要孩子，说白了是要男孩，因为家在农村，父母也急着抱孙子。也是顺利，婚后第二年就生了个孩子，只不过是女孩，因为是第一个，虽然有点小小的遗憾，但还是很高兴，因为有了自己的孩子，再说“我俩还很年轻，还是有很多生男孩的机会”。抱着这样的想法，他们继续进行他们的生养计划，等再生了两个女孩后，他们不再像以前那样乐观了。反复打听哪里有生男孩的“秘方”。3年前，怀第四胎的时候，妻子就开始服用转胎药，又是丸药又是汤药，吃了一把又一碗。到刚分娩后，大夫就告诉他们，他们的孩子性别发育不明显，好像是女孩，但又带着一点儿男孩的小“牛牛”，告诉他们要的话，就做一个性别鉴定，查查染色体，在查查体内性器官。他们按照大夫说地做了，查出来是女孩，但外生殖器男不男女不女的。他们为此就开始吵闹不休，互相指责埋怨，无休止的互相伤害……其实，是他们自己在无休止的自责，却不恰当的把它传递给了对方。

描写这个案例，就是想告诉大家，任何的转胎药、转胎秘方都一定不会转变胎儿的性别，还有可能影响胎儿生长的宫内环境，造成胎儿第一性征分化不明显或发育不正常，就像本案例中的一样。

再重申一遍：生男生女，受精一刻成定局。当含X染色体的精子与卵子结合时，受精卵的性染色体为XX型，可分化出女胎来；而当含Y染色体的精子和卵子结合时，受精卵的性染色体则为XY型，便分化出男胎来。也就是说，到底是生男孩还是生女孩，在精子与卵子结合的一刹那就已经成定局了。而一旦结合了，想把受精卵中的X染色体重新换成Y更加不可能。如果应用什么转胎药、偏方、秘方，可能在一定程度上改变胎儿的体表特征（生殖器官），但改变不了已经确定的染色体基因。这样的话，就会使父母抱憾终身。

5.个体如何界定自己的性别？

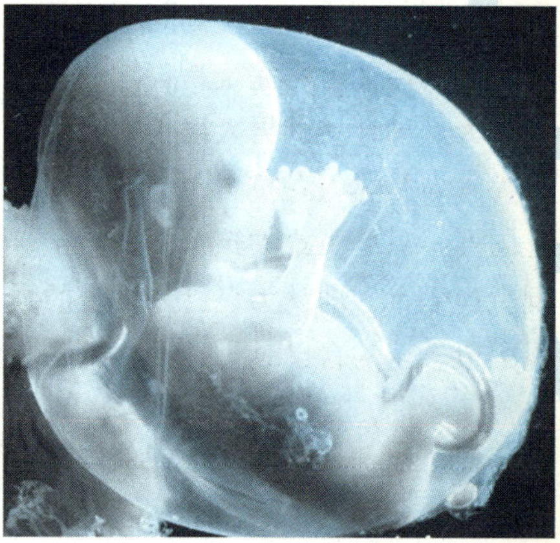

“我是女孩，不要改造我”

个体如何识别及确立自己的性别，说白了就是性身份的确立问题，也就是“性别自认”，就是一个个体把本人看成是男人还是女人。一般说来，这种自我认识和他在生物学上的性是统一的，这就是“性别同一性”的“同一”所在。如何达到性别同一性，即心理对自己性别的认识及确立与生理性别一致。主要从这3个方面来进行区别：

生理上，如果遗传及发育正常，XX将表现为女性的第一性征及第二性征，XY将表现为男性的第一性征及第二性征。性别的自我认同的基础及第一条件，从此奠定。

但是，刚出生的孩子并没有明确的自我意识，更不要说对自己的性别的认定了。这时养父母就起着关键的作用。看到女孩，他们就会给她穿粉色的衣服，给她玩洋娃娃、毛绒玩具，长大一点给她穿花裙子、扎小辫等等，呵护娇惯她，甚至像别人说的“富养她”，让她长大能抵制住诱惑。而对男孩，父母就会给他穿蓝色的衣服，给他玩汽车、飞机，甚至枪等玩具，一直留短发，穿裤子等，锻炼他坚强勇敢，甚至故意给他们小小的挫折。从这一系列的抚养中告诉他的性别身份，让他在发展自我意识的过程中，对自己的性别有个正确的认识，这就是我们说的社会环境因素对个体性别认定的影响。

其实这两种因素都有通过个体的心理认同，将其固化下来，也就是确定下来。如果是前两者的正常发展，那到个体对他的性别识别认同是很自然的，也是很明了的。如果前两者不协调或不正常，将产生灾难性的问题——“性别同一性障碍”。这样的人，在遗传学上、性腺上和其性征上，完全是正常的男人或正常的女人，然而却激烈地以为本人是异性，即男人以为本人是女人并依照女人的形式生存，女人以为本人是男人并按男人的形式生存。他们以为本人从心田到灵魂都是同性，只是所投的这个躯壳错了。倒退过来，他们就肯定要求做性别更换手术，即认为自己是女子的男人要求切去阴茎、阴囊，并做人工阴道，认为自己是男子的女人要求做天然阴茎，世界上数以万计的人曾经停止了这种手术。

这种事看似非常荒谬，但这也是社会生存中的事实。是“性别同一性”遇到严重阻碍，性心理和性生理产生重大倒错之后发生的后果。这将在后面的内容中详谈，在这儿就不赘述了。

6.正常的性是什么样的?

了解了性的物质基础，性别、性身份、性角色的相关内容，又知道了对性别的自我认定。那么，在了解异常的性之前，正常的性是什么样的？它的表现方式是怎样的？健康的性生活又会给我们带来什么？

正常的性其一就是拥有正确的性别及性别认同（生理上的性表现正常，心理认同生理性别），其二在合适的年龄进行正常的性行为。这就是我们所说的正常的性，也是绝大多数人的性发展及性表现，是性的正常态。

性的表现方式主要体现在性行为上。那么性行为是指什么？指的是在满足性欲和获得性快感而出现的动作和活动。广义的性行为包括性交、观看异性的容姿、裸体，电视的色情节目、接吻、手淫，阅读色情小说等等。狭义的性行为就是性器官的结合。

其实，性科学将性行为按不同的分类标准进行了一些分类。

（1）按照性欲满足程度作用分类标准，将人类性行为划分为3种类型：

①核心性性行为，最大程度地使性欲得到满足，获得性快感的性交行为。即两性性行为（性交）；②边缘性性行为，只能获得一定程度的性快感和性欲满足的接吻，抚摸行为。如接吻、拥抱、爱抚等（但是像某些西方国家，把拥抱、亲吻作为一般见面的礼仪，那就同性行为完全无关，另外，亲子之间的拥抱、亲吻更不属于性行为了）；③类性行为。无肉体接触，性欲只能部分得到满足的行为，如隔衣触碰女性乳房、臀部等。

（2）按性行为的对象作为分类标准，将人类性行为划分为5种类型：

①以他（她）人作为性行为的对象：包括异性之间的性行为和同性之间的性行为；②以自身作为性行为的对象：即通过抚摸、摩擦自己的生殖器来获得快感的自慰行为；③以动物作为性行为的对象：即以雌性或雄性动物作为发泄性欲对象的行为；④以物品作为性行为的对象：即以电振荡器（人工阴道或人工阴茎）或任何性感的物品作为发泄性欲工具的行为；⑤以虚幻的人作为性行为的对象：即在意念中，以某个偶像、情人或虚构的人作为性对象，想象与之发生性关系的意淫。

（3）按性行为的方式作为分类标准，将人类性行为划分为6种类型：

①阴茎——阴道方式的性交；②阴茎——肛门方式的性交（肛交、鸡奸）；③阴茎——口腔方式的性交；④阴道——口腔方式的性交；⑤手——生殖器方式的性交；⑥生殖器与身体其他部位接触的性行为。

（4）按社会文化发展的标准作为分类标准，将人类性行为划分为3种类型：

①正常的性行为：符合所处文化环境所规范的（包括道德规范、法律规范、民俗规范）性行为；②反常的或变态的性行为：不符合所处环境中道德、民俗习惯规定的性行为；③违法的性行为：违反所处

文化环境中法律规定的性行为。

而正常及多见的性行为就是性行为各分类的第一种选项，即以异性为对象的阴茎—阴道方式的性交。一般分为5个阶段，分别为：

第一阶段：性渴望期指想进行任何一种性活动的强烈愿望期。指在接触到自己所喜爱的异性或其有关形象时可以引起性欲，这是性生活的必要前提，但有许多心理社会因素可以抑制或激发性欲的产生或发展。

第二阶段:性兴奋期时间过程可从几分钟到几个小时，包括生理上的唤醒和愉悦感，以及表现为血管充血和肌肉紧张的生理变化。主要表现为：肌肉张力增加；心率加快和呼吸加速；流向性器官的血液增加（造成女性的阴蒂和小阴唇肿胀，而男子的阴茎则会直立起来）；阴道变得润滑；妇女的乳房变得饱满，阴道壁开始膨胀；男子的睾丸肿大，阴囊收紧，也开始了分泌润滑液。

第三阶段:性高原期一直延伸到濒临高潮之前，主要表现为：在性兴奋期的变化都进一步加剧。

第四阶段:性高潮期是性反应周期的高潮部分，也是最短的阶段，一般只持续几秒钟。主要表现为：肌肉开始收缩；血压、心率、呼吸均在其最高的发生率，而且快速摄取氧气；肌肉痉挛；强力释放性紧张；女性的肌肉、阴道会强烈收缩，子宫也有节律性收缩；男性有节奏的收缩肌肉，收缩阴茎，射精；由于过度兴奋，有可能全身充血。

第五阶段:性消退期，身体慢慢恢复到正常水平的功能。这个阶段的特点就是双方都可能到了一个疲劳的阶段。有些女性在这个阶段，如果受到进一步的性刺激，能够迅速恢复到高潮阶段，并可能经历多次性高潮。而男人这个时间最需要就是休息。要想再次达到高潮，必须要休息，这个被称为不应期，在此期间他们不能达到性高潮。

人的性欲一般在青春发动期开始出现，青年期最旺盛，女性则在30多岁还可以有一个第二旺盛期。女性过了更年期后性欲逐渐减退，男性则可以持续到老年。性交的频度和持续时间并无绝对的“正常标准”，只要男女双方都认为合适，就不能认为是异常。

了解了性及性行为之后，那么正常健康的性生活到底给我们能带来什么？

其实，人类的性最早就是为了繁衍后代，也就是生育，甚至有人说不生育的性生活都是不应该的、不正常的。逐渐人们发现它还给我们带来了健康和愉悦。有许多学者发现，健康规律的性生活给我们的健康带来了这样的10大好处：

（1）锻炼身体：宾夕法尼亚医学院的研究认为：性生活相当于做慢跑运动。如以每星期做爱3次计，一年之内相当于慢跑75千米，所燃烧的热能是9000千卡。有规律的性生活能够促进新陈代谢，有人说做爱就是床上运动，性生活中由于不知不觉中加深了呼吸，从而增加了细胞内获得的氧气量，促进了体内各脏器和组织的功能。

（2）增加激素分泌：男性每天都会分泌一种叫做脱氧雄缁酮的激素，而且男性也需要经常补充这类雄激素，因为只有这样才能维持男性的特征。在做爱期间特别是在性高潮和射精前，体内自然释放这种激素比平时高3～5倍，所以在西方，很多男性不用吃药物来补充激素，倒希望身体能够自然释放这样具有男性气质的激素。对女性而言，雌激素能够使女性保持良好的血液循环，性生活有规律的女性，雌激素水平比偶尔做爱的女性要高得多。

（3）保护前列腺：性发育成熟的男性定期地射精能帮助清除前列腺内堆积的前列腺液。每次射精，有1/5是精子，4/5是精液，其中包括大量的前列腺液，如果长期没有射精，前列腺内就会聚积陈旧的前列腺液。但需要注意的是，性生活过分频繁，使阴茎处于慢性充血的状态，导致前列腺肥大或者肿大，容易患慢性前列腺炎。

（4）有效减少心脏病和心肌梗死的发生：性生活可以让骨盆、四肢、关节、肌肉、脊柱更多活动，促进血液循环，增强心脏功能和肺活量。拥有和谐性生活的人发生心脏病的危险比性生活不和谐的人至少减少10%的风险。不过也有报道，一些人在性交的过程中猝死，因为突发心肌梗死，所以如果身体已经发现有心脏病的迹象，性交时应避免动作过于剧烈。

（5）缓解疼痛：性生活(尤其在高潮期)可以减轻外伤引起的疼痛、关节痛、腰痛和头痛，性兴奋和性高潮时释放的内啡肽能提高忍受疼痛的能力。

（6）减轻压力、保护大脑年轻态：现在工作紧张，很多人希望减压，泡吧、健身、打球都是现代人减压的选择，其实在人心情愉悦的时候进行性生活，对男女双方都是最有效的减少精神压力的途径。但是过度劳累，工作压力大，也会没有心情做爱，因为这也会消耗体力，所以没有精力的情况下也不要勉强。根据日本的医学研究表明：适当的性生活有助于防止大脑老化和促进新陈代谢，推迟记忆力减退的速度。性生活能让女性更聪明。

（7）减少皮肤病的发生，促进美容：皮肤血液循环不良，会导致粉刺、暗疮等皮肤病。而适度的性爱会加速血液循环，均衡新陈代谢，让皮肤光洁细嫩，并起到防治皮肤病的作用。苏格兰皇家爱丁堡医院对欧洲和美国的3500人(年龄在18~102岁)进行10年追踪研究，发现人的外观25%来自遗传、75%来自行为，而行为包括3个因素：身体运动、心理活动、性爱。可以说有规律的性爱能使人容貌更美。

（8）精液有助于清除阴道杂菌：实验证明精液中有一种抗菌物质——精液胞浆素，它能杀灭葡萄球菌、链球菌、肺炎球菌等致病菌。虽然精液中有杀灭致病菌的成分，也不能就此认为生病不用上医院治疗，毕竟这种杀菌成分很少，不足以抵御身体已经受到致病菌的侵袭，误解为把频繁性交当成使用抗生素。

（9）提高免疫系统的抗病能力：现代的文明生活使人们渐渐远离了健康，空调、以车代步、空气污染、缺少运动等等反而让人们的免疫系统比以往更加脆弱，巨大的工作压力降低了人体免疫功能。适当的性生活可以使肾上腺均衡分泌，使免疫系统能保持在较好的状态。

（10）有助于男女双方寿命的延长：在俄罗斯车臣外高加索地区，

有很多长寿的人。一位90岁的男子与37岁的女子结婚，生下5个小孩，其中最小的孩子是父亲96岁时才出生的。有一位135岁的男性说他127岁时才停止过性生活。有研究显示，这个地区人们的长寿秘诀与他们经常的性生活有关。

7.性心理是怎么回事？

性心理是指在性生理的基础上，与性征、性欲、性行为有关的心理状态与心理过程，也包括了与异性交往和婚恋等心理状态。性生理是性心理发展的生物学基础，性生理发育的障碍或缺陷，会使性心理的发展出现偏差。世界卫生组织对性心理健康所下的定义是：通过丰富和完善人格、人际交往和爱情方式，达到性行为在肉体、感情、理智和社会诸方面的圆满和协调。性心理健康是人类健康不容忽视的重要组成部分，近年来正越来越受到人们的重视。

性心理健康作为身心健康的一部分，与人的身体构造、生理功能、心理素质和社会适应密切相关，因而影响性心理健康的因素也是多方面的。一是父母的素质，在相当大的程度上，遗传基因和胚胎发育决定身心的状况；二是本人，因为个人自懂事起，便对自己的身心发展拥有一定的支配能力和责任；三是家庭与社会的教育。凡生活在能够科学文明地对待社会和家庭环境的人，往往都能自然、自主而愉悦地面对性、对待性，而在谈性色变的家庭或社会环境里，人被迫对性产生肮脏、神秘、不光彩的心理，这种逆自然性的精神状态，与自然的人生需求的矛盾和抗争，往往扭曲人性。这不仅导致性心理的不健康，而且还会对人的一生产生不良影响。

性心理健康必须具备以下4个条件：

（1）个人的身心应有所属，有较明显的反差。如果阴阳莫辨，就难以实施健全的性行为与获得美满的爱情。

（2）个人有良好的性适应，包括自我性适应与异性适应，即对自己的性征、性欲能够悦纳，与异性能很好相处。

（3）对待两性一视同仁，不应人为地制造分裂、歧视或偏见。对曾因种种历史原因形成的一切与科学相悖的性愚昧、性偏见及种种谬误有清醒的认识，理解并追求性文明。

（4）能够自然地高质量地享受性生活。也就是说只要是与性相关的问题，除过性生理，其他一切都属于性心理。性心理健康就是自觉正确的认同自己的性别并能正常的对待两性，自然地享受正常的性生活。

性心理因性别、教育环境、文化环境及年龄的不同可能有一些差异，但只要被文化及自我认同，就属于正常。

8.性心理与性功能是如何区分的?

从上面的内容，我们了解了健康的性生理、性心理。那么，什么是性功能？其实，通俗一点讲，性功能就是人类第一或第二性征的功能。比如说，卵巢是可以周期性排卵及分泌一些性激素，如果它能完成这些，就表示卵巢功能正常，这其实是属于大范围的性功能。而日常所说的性功能是指在正常性生活的5个阶段中，个体所具有的正常发挥功能。是人类进行活动的本能，是生育、繁衍后代的基础。男女性功能既有相同之处又有不同之点，男性性功能是男性进行性活动的保证，男性性功能出现障碍就是性疾病，影响男性正常性活动，比如阳痿、早泄等，即使具备解剖生理条件，也不能达到性目的而引起性满足的性行为。

正常的性功能除受神经系统及激素水平的影响外，在很大程度上还受到社会环境的影响。性功能是先天具有的，但受健康水平、文化程度和感情因素等方面的影响。正常而健康的性功能表现在以下3个方面。

生殖：发育成熟的男子，精液里的精子必须是健康而有活动能力；健康女子卵巢能产生和排出成熟而健康的卵子；男女进行性交时男子必须将精子排入女子的阴道内；精子的必经之路(包括男子的附睾、输精管、尿道；女性的阴道、子宫颈管、子宫腔和输卵管)必须畅通无阻，并结合受精，受精卵借助输卵管的蠕动被输送到子宫腔。子宫腔内的环境，特别是子宫内膜已具备适合受精卵种植和发育的条件。只有上述各个器官处于正常，才能生殖繁衍后代。

愉悦：性功能健康的男女，通过两性的接触(特别是性交)，都能获得兴奋、愉快和美好的感受。男子勃起中枢和射精中枢是通过感觉神经和运动神经，同生殖器官发生密切联系，从而完成勃起和射精动作。女子的性兴奋是内外界各种刺激(包括视、触、听、嗅等)而产生。女子外阴部的阴蒂、小阴唇、阴道前庭、大腿内侧等部位及阴道前壁神经末梢比较丰富，感觉敏锐，在性生活中可引起性的快感，并逐渐发展和达到性欲高潮。男女两性在性生活中获得的愉悦是一种十分美好的感受。

有利健康：性功能既是人类一种生理本能，所以性功能正常，有益于健康。一般来讲，不论男女，如果性生活协调，性要求得到了充分满足，那么就会表现出心情愉快，工作、生活都会显得有生气，在多数情况下能保持轻松愉快的心境，通情达理，不走极端，生理和心理都处在极佳健康状态。反之，如果性功能不正常，性要求得不到满足的男性，往往会有不同程度的悲观、失望和抑郁，久而久之会导致性条件反射衰退，进而出现性欲下降，发生阳痿、早泄等各种疾病；女性性要求得不到满足，不仅脾气变得异常，还会出现神经官能症、全身虚弱、周身痛、失眠等。

中医养生学认为，饮食得当与不当对人体的性功能有重要影响。古人云：“嗜食醇酒厚味，酿生湿热，流注下焦，扰动精室，则遗精。嗜食辣肥甘，损伤脾胃，运化失常，湿热下注致阳事不举。”这里的遗精、阳事不举均是饮食不当所产生的性功能障碍。所以，为了保护性功能的正常，一定要注意饮食的宜忌。

药物对性功能的影响有两个方面：一方面，有些药物可以使性功能减退，长期大量服用会导致阳痿、精液减少，药物引起的性功能改变，及时停药后性功能可恢复；另一方面，有些药物可以改善性功能，是药物本身的副作用，故正常人不应滥用。

所以，性功能与性生理及性心理是密切相关的，有着千丝万缕的联系。如果按生育、繁衍、生理健康的角度，性功能是性生理的一部分，但如果从性生活的启动、发生等，它又归为大范畴的性心理。

9.对异常性心理的初探

了解了正常的性及性心理，相对正常就是异常。那么，让我们掀开一角，对这个领地有个初步的探索。先来看一组案例，看完以后想一想，哪些属于异常但不变态，哪些是异常、变态的。

母爱无忌：一天，4位呜咽不止的大人，众星捧月般地簇拥着一名精神恍惚、喃喃自语的13岁男孩："我有罪，我犯了强奸罪……带我去公安局，枪毙我吧……"男孩的母亲哭述："孩子上寄宿中学，学习尚好，但常忧郁寡欢。1个月前，同学们谈论'黄色录像'的情节，孩子听后紧张、恐惧，无心学习，总说有罪，不愿回家，多处诊治不见效。"经了解，男孩是家中的"明珠"，从未受过挫折，幼时至今在家每晚要与母亲同床睡，入睡前还必须摸着妈妈的乳房。这就是症结。异常的母子关系导致了男孩的性心理障碍，使其适应环境困难，特别是当他走向社会，从同学之间听到一些性信息，便对自己以前的行为产生了厌恶和恐惧感，加上对性知识没有正确了解，产生了"性罪恶感"，认为这就是"强奸罪"。母亲惊呆了，反复说："我是你母亲，一起睡有什么关系，母爱无忌。"

这是一例因为母亲与孩子的分离不完整而造成的孩子的摸乳习惯动作，到青春期从不正规渠道接触一些性知识后引起的性观念的错误，而造成精神恍惚、喃喃自语。

两小无猜：一位女大学生痛苦地向医生哭诉："大学里有个男同学要与我交朋友，我渴望着，却又有无法克制的恐惧感，害怕自己遭受伤害，为此心情恍惚、夜里失眠，学也上不下去了”。经询问，她儿时曾被父母与邻居同龄男孩的父母开玩笑而结了亲家。那时，两个孩子常在一起玩，逐渐模仿大人接吻，并有过彼此摸生殖器的经历。直到上小学，把这种“性游戏”视为一种耻辱，终止了过多的来往。到了11岁后，她时常感到恐惧，认为自己宝贵的童贞已不复存在。特别是最近，每当她听到有关恋爱的谈论时，就产生了强烈的内疚感。

这是一例对小时候的性游戏没有正确处理而遗留下来的隐患，变成成长后阻碍婚恋的心结。

遇见“圣洁”的妻子，他举棋不定——他是一位成功的“钻石王老五”，身边不乏美丽动人的佳丽。她们经常对他暗送秋波，甚至进行大胆的诱惑，只要他愿意就可以与她们轻而易举的上床，进行一场肉欲的搏杀。虽然每每满足了他的性欲，男人的心理却没有得到满足。其实他的内心需要一位纯洁如天使一样的姑娘，来陪他渡过浪漫的一生，而身边的这些女孩太俗气，只知道吃、穿，追求享乐、金钱等。他的寻找没有白费，天使一样的女孩他找到了，很快就步入了婚姻殿堂。蜜月还没有过完，他的问题来了，“圣洁”的妻子每次性生活前都要洗很长时间的澡，急急忙忙做完房事后就又冲到洗澡间，弄得他“性”趣全无，近半个月来，面对他心仪的妻子，却提不起性趣，更不能进行正常的性生活。有时晨起会发现自己遗精了。

这是一例因妻子的性洁癖而导致的丈夫功能性、情景性的阳痿症状。

恋物，满足了他的心理：他从小胆小、内向。12岁那年，一次偶然的机会看到洗完澡的姐姐只穿乳罩和内裤躺在床上。当时产生了强烈的好奇心及性冲动。此后，常回想此情景并伴有手淫。26岁那年，交到的一个心仪的女朋友，两人感情很好，以致发生了很多次性关系，但相爱3年后，因女方家人反对，被迫分手，女朋友与别人结了婚。为此，他心情苦闷，经常借酒消愁，酒后拿出女友的内衣、内裤（乳罩、裤头）抚摸，一边回想着与女友在一起同居的时光，一边手淫，常常能达到性高潮，以此来安慰自己苦闷的心情。一次，他从女生宿舍旁走过的时候，看见晒在外面的乳罩、裤头，心中突然产生冲动，迅速从上面偷取了两条内衣、内裤，随即心中有一阵的紧张与满足的感觉。此后，走到此地，经常会不由自主地寻找女性的内衣、内裤，看到就心跳加速，极度紧张，大脑中模糊一片，就有“拿走它拿走它”的念头，如果不能得逞，就烦躁异常，好像是把他女朋友抢走一样。为此他会到商店买这些东西，但商店服务员怪异的眼神让他不敢再涉足。所以就经常去偷别人的。拿到了就像是自己的女朋友回来了，与它们亲吻，抚摸，过性生活。为此连与别的女孩交往的心思都没有。

这是一例因失恋而导致的恋物现象，采用替代的手段让自己与前女友进行不断的联系。是一种幼稚的方式，使自己很痛苦，无法进行正常的生活，且发生了社会违法行为的“偷窃”。

她为什么拒绝女装：一对60多岁的夫妇来诊室为近30岁的女儿咨询。她的女儿D已经28岁，人长得眉清目秀的，但整日将自己打扮得像一个男孩：短短的头发，肥肥大大的运动装，一年四季脚穿旅游鞋。从不化妆，也不穿女性内衣，更不要说是戴饰品了。家人给买的内衣、裙子等等均束之高阁，D称穿上不舒服。到婚恋年龄了，家人为之着急。整日如此打扮，也不与男孩接触，别人介绍的男朋友也不见，说没兴趣，但是与她的那些女朋友来往得却很好。

我追问她小时候的情况。妇人称丈夫家里是三代单传，她怀孕的时候，全家人都希望生个男孩，她也不例外。所以生下D，大家很失望。为了满足大家的心愿，就将D当男孩子来养，想着小孩子也不知道什么。上小学之前一直是小子头、休闲装，从未给买过裙子，所以到外面玩别人一直以为她是男孩。上小学以后，想着不能这样打扮她了，毕竟她长大了。也给她留长头发，给她买裙子，扎蝴蝶结，但她不愿意，家人以为她穿裤子习惯了，就由她去了。到上初中、高中一直如此。大学毕业后着装未曾变化，家人给她介绍男朋友她老是不见。为此父母才着急起来，认为孩子可能是有问题了。但到相关医疗卫生机构查染色体核型为46,XX，属于正常。

这是一例因养育问题而出现对自己性身份发生认同障碍的个案。又是一例家长的悲哀。

看完这5个案例，我们有什么样的感觉呢？异常性心理真是五花八门，也许一个不经意的，甚至是美好的想法、念头会造成一些难以弥补的伤害。

是否可以将上面的5个案例总结一下：前两个是因为错误的观念引起的与性有关的焦虑——性焦虑；而第三个案例是一例有关性功能的问题——功能性、情景性的阳痿现象；后两个案例是有关性心理的问题——第四个为恋物现象、第五个是性身份问题的。

你注意到了没有，我并没有将各个案例定性为什么病或什么症，是因为有如下原因：

（1）主要的表现即症状是什么：是认知的，还是情感的或是行为或者三者兼有。比如说前两例就是以情感表现为主要问题，而第三例是以行为表现为主要问题，第四例就是兼有情感及行为，第五例是认知兼行为的，如果她的父母给她压力也会出现情绪问题。

（2）持续的时间长短：偶尔出现还是经常出现，持续了多长时间。偶尔出现这样的现象不足以影响自己，就不属于问题。如果时间很短，比如说一两天或甚至3个月之内，能够自己摆脱就不成问题。

（3）严重的程度：对个体有什么样的影响？对别人有无影响？对社会有无影响？对个体造成痛苦吗？如第四例就达到了这三类影响。

（4）原因是什么：这种问题产生的原因是什么？是否是其他疾病的合并现象，如果是，那原发病就作为主要矛盾。如第二例可能出现心情低落、活动减少、兴趣丧失，可能有食欲、性欲的下降，面对妻子也无法完成正常的性生活。就有可能属于抑郁障碍而不是性功能问题。

第四例可能属于变态性心理——恋物癖、第五例一定为变态性心理范畴——性身份障碍。对于前3例，不属于变态性心理。故而，医学上将变态性心理定义为3类——性偏好障碍（如第四例）、性身份障碍（如第五例）、性指向障碍。在后面的篇幅里，我们一一了解异常性心理。

二、整天担心"怀孕"的小美

美妙的性给人们带来多么美好的遐想，母亲的伟大又让多少人为之称赞与传颂。但是却有那么一类人，谈性色变，认为怀孕是很痛苦的事，甚至整日为性惶惶不可终日。下面就介绍一个典型的案例。

案例介绍

我们姑且将她叫做小美。小美人长得很美，像她母亲一样：瓜子脸，杏仁眼，柳叶眉，樱桃小嘴一点点。今年刚15岁，就出脱得亭亭玉立，无论身材、气质都是一个让人心动的女孩。虽然她母亲快40岁了，但从她的身条及五官上看，年轻时绝对是一个绝佳美人，而小美正是继承了她母亲的所有优点，而她的父亲则是一位很普通的人，扔在人堆很难一下子找见的那种。但她的父亲事业很成功，给小美及她母亲提供着衣食无忧的生活，经常天南海北地跑，很少在家。而她的母亲就一心一意的在家照顾小美。小美在母亲的羽翼下快乐地成长着。但生活不是都这样美好的，不幸的事降临在这家人的头上，具体说是小美的身上。

3个多月前，平时周末回家就话很多的小美突然变得沉默寡言起来，有时显得心神不定，烦躁不安。妈妈问她怎么了，她总是回答说没什么。妈妈还到学校向老师问了情况，因为小美平时在学校表现挺乖，不太爱说话，现在也没发现什么问题，只不过学习有点不专心了，平时老师叫她回答时，她好像不知道老师问她什么。宿舍的同学也称小美变得有点烦躁，有点脾气了，以为她家里有什么事，也就没在意她的变化。到后来，小美偶尔会问妈妈人怎么会怀孕？妈妈很是诧异，因为从小妈妈就告诉她：不要与男人接触，不然你会怀孕，你会很痛苦的。所以从小小美在妈妈的限制下不与男孩接触，甚至玩耍都不去。2年前，小美来月经了，妈妈更是特别提醒：不能跟男人来往。小美一直做得很好。2周前，小美不愿去学校了，整日在家里反复说："怀孕了怎么办？"反复问妈妈："我会怀孕吗？"心悸心慌，坐卧不宁。吃饭也不好好吃，睡觉也不踏实。妈妈不知道发生了什么事？问孩子也问不出来，在学校找也找不到原因。想是不是遭强暴了，去妇产科查也没有问题，只不过从妇产科回来以后，情绪变得更糟糕了。妈妈束手无策，看孩子这么痛苦，而帮不上任何忙，就求助心理医生。来看看孩子是否有什么问题。

我问孩子的母亲，小美还有什么与以前不一样的言行？

母亲说："哦，对了。她把自己的衣服保护得特别好，不让任何人动，也不与别人的衣服放在一起。她同学说，在学校甚至不让别人坐她的床边。"

"那以前是这样吗？"

"以前也有点，但没有现在这样。以前嘛不太把她的衣服与父亲的放在一起，跟我的就无所谓了。现在可不行，用袋子把她的衣服包得严严的。以前别人坐她的床边她心里虽然不喜欢，但可以接受，现在不行，是无法忍受，所以连学也不上了。"

"您说您教育孩子很严格，尤其是经常告诫她不要与男的来往，这个难度有点大吧？她与她父亲不接触吗？"

"她爸经常也不在家，小的时候，她爸十天半个月回来一次，她也挺黏她爸的，但每每这样我都不高兴。我先给她爸说，'咱们这是女孩，要为以后考虑，如果她接触你多了，长大后对男人就没有戒备心了，就容易受伤害。'等等，他不以为然，我就拿出杀手锏强迫他，慢慢他也对孩子疏远了。孩子看我每次她黏她爸时不高兴，以后也就作罢。这样就很省心了，她也不与别的男孩玩。她月经来了以后，我又开始担心她了，就经常在她耳边说不要与男孩接触，不然你会怀孕就很痛苦等等的话。”

说完这些，她问：“大夫，你说孩子现在这样，跟我对她的要求有没有关系？”

“那您为什么把孩子与异性的交往看作是这么一件可怕的事？有什么理由吗？”

这个问题刚一说出，这位母亲就泪流满面，失声痛哭起来。我足足等了她5分钟，她才渐渐止住哭声，但眼睛里的泪仍源源不断地向下流着。开始给我诉说她保守了很多年的秘密。

原来，25年前，她也像现在的女儿一样，正处于花季时间。她漂亮，活泼，人见人爱。她也很乐意与喜欢她的人来往。但这一切被她喜欢也喜欢她的男老师打破了。当时她是这位老师的课代表，经常可以出入老师的房间。这位老师已是中年，温文尔雅如父亲，经常会像对待自己孩子一样：摸摸她的头、拍拍她的肩等。她也乐意接受，觉得并没有什么。但不知哪天，她交完作业很晚才回家的时候，被这位像父亲一样的老师叫到他的办公室里强奸了，她忍着心理及身体的痛苦，一如既往地上学，但发现自己的身体渐渐不对劲了。“后来被母亲领去医院做了人流，我永远忘不了母亲看我时那奇怪的眼神。我深受双重打击，过了十几年才从那个阴影中走出，与现在的老公结婚。但我从此发誓，如果我有了自己的孩子，如果是女孩，我绝不让她承受我那样的痛苦。”小美母亲说到后面时，心里已不是痛苦，而是愤怒了。

原来，小美母亲有这样的经历，所以对小美采用了这样的教育方式。

再看小美，我们的谈话好像与她无关，仍是时不时地说“我会怀孕吗？”“怀孕了怎么办？”根本无法进行有效的交流，也没有办法做心理评估。

我以“焦虑状态，应激障碍？”收住院，给她安排一个单间，让一位细心温和的女医生主治。

入院两周后我去病房办事时，小美母亲脸上的愁容没有了，有了些许的喜悦，告诉我小美好多了。住院1个月后她出院时，小美及她的母亲到我的诊室来告别。这时小美已完全变了，甜甜地叫我阿姨。目光灵活，双眸有神，真正的小家碧玉型美女。我问小美："还记得1个月前你什么样子吗？"

"记得，整天感觉自己好像要怀孕了，特别担心。"

"为什么有这样的担心？"

"还不是我妈。她整天说不要与男孩交往，与男孩交往多么危险，怀孕多么痛苦等等。"

"你妈一直这样说的，为什么你现在不那样担心？"

"其实以前也担心，只不过没有1个月前那么严重。1个月前像着了魔似的一样。认为空气中都有可能传播着男人的东西，惶惶不可终日。"

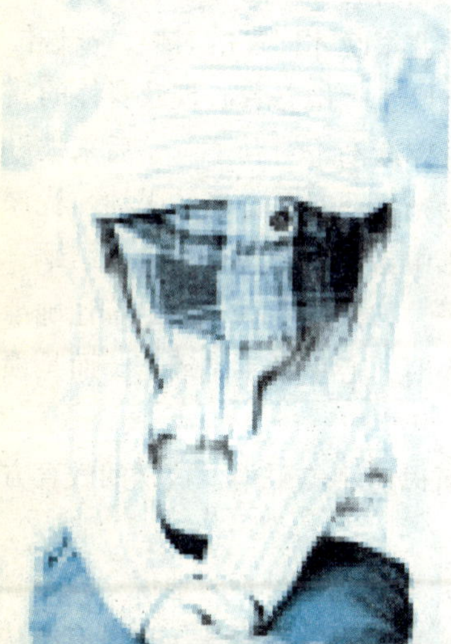

"异性吻了我，我肯定会怀孕，这太可怕了！"

"传播着什么？"

"说出来会让你笑话，现在也觉得不可思议，就不要说了吧！"

"那你现在还那样认为吗？不能跟男人接触。"

"不了，但与男性交往还是有点问题。"

"那就先从与你爸交往开始练习，如果有什么问题，欢迎美女来问。"

"好的。"

小美出院那天我们就谈了这么多。随后她来过几次，跟我沟通了一些与异性交往的事情。我忍不住好奇，将她出院那天没有回答的问题弄清楚了——原来她认为空气中可能传播着男人的精子。

案例分析

此例患者小美因恐惧怀孕而出现焦虑状态。表现为惶惶不可终日，担心怀孕，甚至到不可思议的程度：空气中都有男性的精子细胞。为此恐惧不安，将自己的衣物包起来，害怕空气中的精子沾到自己的衣服上，接触到自己的身体，导致自己怀孕。同时体现在身体上：心悸心慌、坐卧不安，失眠，食欲下降。出现了焦虑障碍的精神及躯体性焦虑，影响了自己的正常学习及生活，持续时间大约3个月。考虑为因性观念错误而导致的焦虑障碍——也就是性焦虑，再具体一点就是恐怖症——怀孕恐怖症——恐孕症。

追寻她的患病原因，是母亲错误的性教育导致的。

而小美的母亲，也曾经受到过性伤害：被男老师强奸，此后又遇到她母亲冷漠又简单的对待。在这双重应激下，小美的母亲也出现了一些应激性问题——数十年不敢与异性交往，不敢涉入婚姻，到了孩子身上更是过度限制。

好在小美的问题解决了，通过药物及一些心理治疗。她母亲也认识了自己的问题，也时不时的与心理咨询师联系，改变着自己。

相关知识链接与思考

1.什么是性焦虑？

通过上面的案例我们对性焦虑已经有了大概的了解。其实性焦虑的本质就是焦虑，因为对有关性的知识产生错误的想法，出现了焦虑。焦虑是指对预期某种危险或不良后果的一种情绪反应，其特点是紧张不安、忧虑和畏惧。如学生对升学考试、就业面试时的焦虑，对失败的畏惧。同样，人们对自己的性能力表示过分的怀疑和紧张不安属于性焦虑。作为青少年，性焦虑主要表现为对阴茎大小、睾丸大小、乳房大小或不对称、手淫、遗精、月经不调等焦虑，表现出他们对未来、对婚后性生活和生育能力的高度畏惧。他们过分关注有关手淫或遗精等的错误宣传（如讲手淫有害和遗精是肾亏的表现），他们对科学的性教育和知识（如讲手淫和遗精均是正常的生理现象）持怀疑态度。至于成年人也存在种种性焦虑，如对性交频率、性活动方式的选择、性能力与年龄变化的关系、感染性病等。一些人常常毫无根据地怀疑自己的性器官发育不正常，指责自己不道德或缺乏控制能力，他们往往具有解体感，总觉得自己的肢体等不听使唤。甚至不敢谈恋爱、不敢结婚、不敢过性生活。

2.引起性焦虑的原因

要了解引起性焦虑的原因，我们先看看这几个例子。

他为什么愧疚——最近，心理门诊中遇到这么一个病人。正值壮年的陈先生愁眉苦脸，欲言又止。因为他有“不可告人”的隐私，且这隐私被发现了，心里特别紧张且愧疚，甚至感到很羞耻，不知道如何是好。这究竟是怎么回事？原来，由于工作繁忙，经常需要出差的陈先生总免不了与妻子分离，时间一长，性生活得不到满足，再加上繁重的工作让他的精神变得焦虑不安，于是出现了自慰的行为，而神奇的是，这种特殊的方式却让他感到非常满足，就连紧绷的身心也得到释放，但每次结束，他都感到很羞愧，觉得对不住妻子。虽如此，但他仍抵制不了诱惑进行着自慰活动。大多数时候这种“活动”不在家里进行，而是躲在公司的卫生间偷偷“精神独舞”。那天，公司里空无一人，他干脆在办公室里“做”了起来，不料被回头拿东西的同事碰个正着……那一刻他手足无措不知道如何是好。很快，这件事在公司传开了，他觉得自己没脸见人，精神特别差无法集中精神工作，“还不如死了算了”。万般无奈之下，无处诉说的他只好找医生求助。

原来，他焦虑的原因是他有性自慰行为，二则是这种行为被发现了，因而焦虑不安。那么，性自慰行为是可耻的行为吗？目前在学术和临床上，性自慰行为不属于心理或生理的疾病，不会对身体产生不利影响。根据近期调查表示，男生性自慰行为比例达80%以上，而女性比例也接近40%。这样看来，性自慰行为是较为普遍的事，不是缺乏教育、意志薄弱或思想不健康所致。

由于受到传统思想的影响，性自慰行为通常会让人产生愧疚和负罪感，从而影响了工作和生活。但是心理专家强调，性自慰行为本身就是一种排泄压力的有效途径，适当的自慰也符合人的正常需求，关键在于你如何看待它。

当然了，性自慰行为是较为私人的事情，如果被别人看到了确实会引起尴尬。像陈先生这种被同事发现的情况，关键在于调节好心态，要明确暗示自己性自慰行为不属于违法犯罪，坦然地面对所发生的一切。尽量避免对自身造成过重的心理负担，尝试忘掉事情，久而久之别人也不会反复把注意力放在这件事上。

他认为自己是同性恋：一位上高二的男生称自己会突然脑中冒出许多想法，比如“刚才到底看什么了？”“我把题做完了吗？”等等。其实他也知道这些没有必要，他也知道自己把题做完了，他刚才干的事他也知道，但就是控制不住他的思想。更主要的是他会有“我是同性恋”这种念头，他觉得自己不是同性恋，为什么有这样的想法？为此很是焦虑与困惑。

在这种想法的引导下，他会关注班里的其他男生，为此更苦恼。

原来，这位学生出现的是自动化思维，他在为这自动化思维苦恼。另外他的意识系统里认为同性恋是一种恶心的事情。

性幻想是可耻的——小强正值青春期，16岁。他有段时间像别的男生一样特别喜欢漂亮女性，所以也自己一个人偷偷到网上看了一些漂亮MM的照片。但是近来比较烦人的是：他会幻想与这些女性在一起做一些浪漫的事，甚至晚上做梦还会与她们性接触，次日内裤上流有精液。他母亲洗衣服时发现了，知道了他的事情，他更闹心了，觉得自己很无耻。影响了他的学习，让他心情很是郁闷，从而来求助。

性幻想是否很可耻？专家们回答性幻想是很正常的事情。有了这个观点，闹心就没有了，可耻更就不存在了，那么就不会影响人的生活、工作或学习了。

性幻想是人类最常见的性现象（又被人俗称为意淫）。每一个心智健全的人都会有这样那样的性幻想。只不过在出现频率、长短、内容、性质以及对待它的态度等方面存在着较大的差异而已。

早恋是遭唾弃的？——长沙市的一位爸爸发现了女儿早恋的情况，而且得知女儿早恋并与男孩发生性关系后，如临大敌，把女儿的小男友找来，痛骂一顿，呵斥他不得再跟女儿来往。女儿得知这一切后，羞愧难当。她从此不愿面对父亲，并多次跟自己的表姐说，不想待在家。这位父亲的处理方式，已经深深伤害了女儿。

同样的，另一位父亲由于自己工作忙，加上女儿读的是寄宿学校，平时没怎么管女儿。女儿周末经常外出，也没有引起他的注意。一个周末，女儿正在卫生间，她的手机嘟嘟震动。这位爸爸拿起来一看，一个男孩子的名字给女儿发了条“肉麻、亲热”的短信。而且从短信内容来看，女儿已经有了性经历。他当时觉得头一下子炸开了，很想把女儿拉过来，狠狠骂她一顿。但他咬牙让自己冷静，记下那个号码后，又悄悄把手机放了回去。一夜辗转反侧，他决定找那个男生谈一谈。男生如约而至，他比自己的女儿高两个年级，但是看上去还是非常稚嫩。面对女友的父亲，他十分紧张。女友的父亲认真地说：“你们发展到什么程度，我不想干涉，只有两个条件，一是不能影响学习，二是必须做好避孕措施。”听到这番话，男生十分惊讶，一个劲点头后离开。过了几天，女儿显然知道了父亲做的这一切，她在周末再不找借口出门，而是安静地在家看书。对待父亲，她也不再像以前一样任性顶撞。而且，在这场早恋中，女儿的身心也没有受到伤害。

两种不同的态度，换来了两个不同的结果。长沙的女孩因为父亲的态度而承受着早恋及婚前性行为的压力，情绪变得很糟糕，而且身心均受到伤害。而另外的一个女孩的境遇好了很多，虽然她经受着和前一个女孩相同的焦虑事件，但爸爸的态度及处理方法让她有了归属感，让她有了良性的解决方法，事态向良性发展。

一场婚外性行为，让他得了“恐艾症”——老刘，20世纪60年代的大学生，即将面临退休，单位的财务总监。平时性格严谨、刻板，小心谨慎，特讲原则。就是这样的人，在快退休的年龄时，随厂办领导出差到南方办理业务。在这期间，被招待方请去洗浴而被迫发生性行为。返回本地后，就感觉生殖器不舒服，当时恰好又看了一篇关于艾滋病的报道，称不洁性行为可以感染艾滋病，所以就怀疑自己得了艾滋病了。这种病还不能给老婆说，更不能给老婆传染上，也不能让周围人知道，这多丢人呀！整日心神不宁，班也上不下去了，整日寻思着去检查。疾控艾滋病检测中心的工作人员告诉他，现在还不能检查，最好等3个月后再做艾滋病检测。老刘茶不思饭不想，就连晚上都经常的失眠。痛苦地等了3个月后，想做完检查没事就好了。检查做完了，结果阴性，但老刘好了两天仍开始了新的担心：要是检查结果错了怎么办？现在还不能查出怎么办？人不能从艾滋病的阴影中走出来。自己折磨着自己。

这是一个不能接受婚外性行为，恐惧艾滋病的患者，也是一个性焦虑案例。

特定文化背景下的“恐缩症”——黄某，小学文化。福建人。长期在外跑小买卖。某晚，妻子要求同房，患者感到非常疲乏，但又不好拒绝妻子。行房事时深感精力不足，妻子颇有怨言，并怀疑他拈花惹草了。一连几晚妻子都有要求，患者均感力不从心，就开始怀疑自己的生殖器有问题。一日午睡起来，患者猛然想起小时候听说过有一种病，男人得了后，阴茎就慢慢缩到肚子里面，阳气逐渐耗尽，不能过夫妻生活，最后连性命也保不住。自己是否也得了这病呢？几天后他找到一位中医，中医说“古书说了，阴茎缩入腹部，阳寿就尽了。你现在肾阳亏虚，祸在当头。”患者闻听此言，甚感恐慌，接连数日，疑虑重重，无精打采，常常唉声叹气。有一年冬天，天冷阴囊缩小。患者查看后，大惊失色，高呼救命。神情极度惶恐，感到头晕目眩，呼吸急促，大汗淋漓，手脚发麻，浑身发抖。求妻子想办法，一会儿要留遗言，一会儿要交代后事。

引起患者恐慌的根本原因在于患者错误的信念，即阴茎缩腹，生命终结。这种信念看起来是杞人忧天，但有强烈的文化背景。本例的疾病观念形成于幼年时，暂时的频繁性行为及性功能紊乱诱发这种观念出现。老中医的解释与某些环境导致的生理变化使之强化，由于判断为生命即将终结，这种严重的情绪反应蓄势而发。我国广东沿海及海南某些地区民间流传甚广，错误的信息是导致本症的关键所在。

我们从本节列举的性焦虑案例及我们前面章节看到的性焦虑，其发生的原因五花八门，但有一条规律就是大多数的性焦虑发生都是在于对性错误的认知观念：母爱无忌——摸妈妈的奶头就是性行为；两小无猜——儿童期的“性游戏”是耻辱；整天担心“怀孕”的小美——与男人接触就会怀孕；他为什么愧疚——自慰性行为是丢人的；他认为自己是同性恋——同性恋是恶心的事；性幻想是可耻的——我不应该有性幻想；早恋是遭唾弃的——早恋是坏孩子的事；一场婚外性行为，让他得了“恐艾症”——婚外性行为肯定得性病；传统文化的错误信念导致了“恐缩症”的发生。这些就是他们的核心信念，就是这些念头不断地折磨他们，拷问他们的道德及心理，引起他们的焦虑情绪。他们的核心信念都是绝对、说一不二的，没有中间过渡状态的，不是黑就是白。

3.正确认知，应对性焦虑

引起性焦虑的大多是对性的错误观念，我们要时时与这个错误理念作斗争。这里，给大家介绍一种针对错误理念（或不合理信念）来做工作的疗法——认知疗法中的理性情绪疗法（简称RET法）。

理性情绪疗法是美国著名心理学家艾利斯于20世纪50年代首创

的一种心理治疗理论和方法，它在许多著作中也被译作“理性情绪疗法”。顾名思义，这种方法旨在通过纯理性分析和逻辑思辨的途径，改变求助者的非理性观念，以帮助他解决情绪和行为上的问题。这种理论强调情绪的来源是个体的想法和观念，个体可以通过改变这些因素来改变情绪。该理论认为，使人们难过和痛苦的，不是事件本身，而是对事情的不正确解释和评价。事情本身无所谓好坏，但当人们赋予它自己的偏好、欲望和评价时，便有可能产生各种无谓的烦恼和困扰。如果某个人有正确的观念，他就可能愉快地生活，否则，错误的思想及与现实不符的看法就容易使人产生情绪困扰。因此只有通过理性分析和逻辑思辨，改变造成求助者情绪困扰的不合理观念，并建立起合理的，正确的理性观念，才能帮助求助者克服自身的情绪问题，以合理的人生观来创造生活，并以此来维护心理健康，促进人格的全面发展。

ABC理论是理性情绪疗法的核心理论，它是艾利斯关于非理性思维导致情绪障碍和神经症的主要理论，其主要观点是强调情绪或不良行为并非由外部诱发事件本身所引起，而是由于个体对这些事件的评价和解释造成的。艾利斯常借用古希腊哲学家埃皮克迪特斯的一句名言来阐述自己的观点：“人不是被事情本身所困扰，而是被其对事情的看法所困扰。”

在ABC理论中，A代表诱发事件；B代表个体对这一事件的看法、解释及评价即信念；C代表继这一事件后，个体的情绪反应和行为结果。一般情况下，人们都认为是外部诱发事件A直接引起了情绪和行为反应的结果C。但理性情绪疗法认为A并不是引起C的直接原因，继A发生之后，个体会对A产生某种看法，做出某种解释和评价，从而产生关于A的某些观念即B。虽然这一过程因自动化而不经常为人所意识，但正是由这个过程所产生的B，才是引起情绪和行为反应的直接原因。换句话说，抑郁、焦虑、沮丧等情绪结果C并不是由所发生的事件A直接引起的，而是由想法B所产生。

例如，有一位男大学生，在失恋(A)后，变得消沉抑郁(C)。虽然失恋本身给他带来痛苦，但这种负性情绪的根源可能是他的完全自我否定的态度(B)。在他看来，女友离开自己和别人好，表明自己不如别人，注定自己在这方面永远是个失败者，因此才会变得消沉抑郁。又如，有一个女孩，因得喉炎变得声音沙哑(A)，于是整个人变得很畏缩、自卑和孤立(C)。在ABC理论看来，声音改变的事实并不直接导致她的情绪和行为反应，而是她坚持认为女性的声音一定要娇柔清脆、富于女性化这种观念(B)才使她处于情绪困扰的状态中。但是，同样的事情如果发生在另外的人身上，他们也许不会有什么过于强烈的负性情绪反应，这是因为他对这些事件有另外不同的看法，如“没有证据表明我注定要失败。如果是失败，那也只是这一次，它不能表明我以后会怎样”，或者是“女性的价值为什么一定要表现在嗓音上，我还有比自己的声音更重要的东西。”这些都是合理的观念，它们常常能保护个体避免陷入不适应的情绪困扰中。

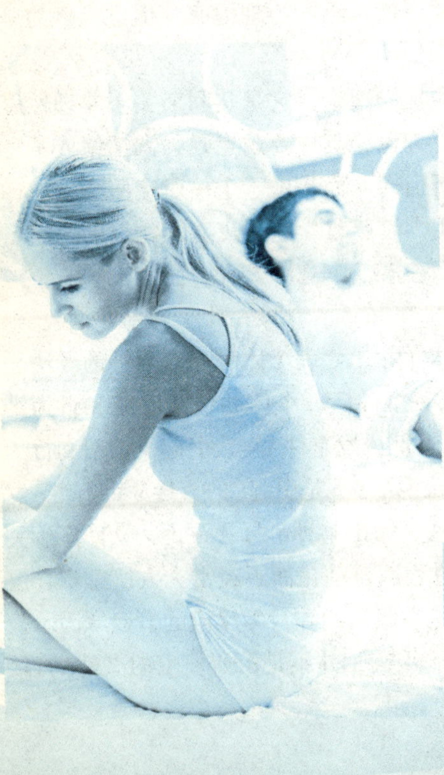

通过上面两个例子，可以看出，对于同一个诱发事件，不同的观念可以导致不同的结果。如果B是合理的、现实的，那么由此产生的C也就是适应的；否则不合理的信念就会产生情绪困扰和不适应的行为。ABC理论认为个体的认知系统对事物产生的不合理、不现实的信念是导致其情绪障碍和神经症的根本原因。

而引起我们性焦虑就是自己的不合理信念，使自己产生了焦虑情绪，可能引起一些不合适的行为，又进一步强化自己的信念。

例如“恐艾症”中的老刘表面看是婚外性行为导致了他焦虑，其实在他的内心认为，婚外性行为是不洁性行为，就肯定会得性病。就是这个不合理信念，让他焦躁不安的。就与妻子不同房，产生焦虑性“阳痿”就进一步强化自己得了性病，就是那次性行为造成的。甚至对自己的人品及道德做出评价，我这样是不道德的人，我是应该受到惩罚等等。

理性情绪疗法理论强调情绪困扰和行为不良都来源于个体的非理性观念，治疗的重点也在于改变这些观念。那么这些观念都包含什么内容呢？为什么说它们是不合理？它们又有哪些特征呢？艾利斯通过临床观察，总结出日常生活中常见的产生情绪困扰，甚至导致神经症的11类不合理信念，并分别对其不合理性做了分析。现分述如下：

（1）每个人绝对要获得周围环境的人，尤其是每一位生活中重要人物的喜爱和赞许。这个观念实际上是个假象，是不可能实现的事。因为在一个人的一生中，不可能得到所有人的认同，即便是父母，老师等对自己很重要的人，也不可能永远对自己持一种绝对喜爱和赞许的态度。因此如果某人坚持这样的信念，他就可能千辛万苦，委曲求全来取悦他人，以获得每个人的欣赏；但结果必定会使他感到失望、沮丧和受挫。

（2）个人是否有价值，完全在于他是否是个全能的人，即能在人生中的每个环节和方面都能有所成就。这也是一个永远无法达到的目标，因为世界上根本没有一个十全十美，永远成功的人。一个人可能在某些事上较他人有优势，但在另外一些事上，他却可能不如别人。虽然他以前有过许多成功的境遇，但他无法保证在每一件事上都能成功。因此，若某人坚持这种信念，他就会为自己永远无法实现的目标而徒自伤悲。

（3）世界上有些人很邪恶、很可憎，所以应该对他们做严厉的谴责和惩罚。每个人都可能会犯错误，但仅凭责备和惩罚则于事无补。人偶然犯错误是不可避免的。因此，不应因一时的错误就将他们视为“坏人”，以致对他们产生极端排斥和歧视。

（4）如果事情非己所愿，那将是一件可怕的事情。人不可能永远成功，生活和事业上的挫折是很自然的事情，如果一经遭受挫折便感到可怕，那就会导致情绪困扰，也可能使事情更加恶化。

（5）不愉快的事总是由于外在环境的因素，不是自己所能控制和支配的，因此人对自身的痛苦和困扰也无法控制和改变。外在因素会对个人有一定影响，但实际上并不是像自己想像的那样可怕和严重。

（6）面对现实中的困难和自我所承担的责任是一件不容易的事情，倒不如逃避它们。逃避问题虽然可以暂时缓和矛盾，但问题却始终存在而得不到解决，时间一长，问题也便会恶化或连锁性地产生其他问题和困难，从而更加难以解决，最终会导致更为严重的情绪困扰，因此不应回避存在的问题，而应正确的认识和面对。

（7）人们要对危险和可怕的事随时随地加以警惕，应该非常关心并不断注意其发生的可能性。对危险和可怕的事物有一定的心理准备，应该说这是正确的；但过分的忧虑则是非理性的。因为坚持这种信念只会夸大危险发生的可能性，使人不能对之加以客观评价和有效地去面对这些事情。这种杞人忧天式的观念只会使生活变得沉重和没有生气，导致整日忧心忡忡，焦虑不已。

（8）人必须依赖别人，特别是某些与自己相比强而有力的人，只有这样，才能生活得好些。虽然人在生活中的某些方面要依赖于别人，但过分夸大这种依赖的必要性则可能使自我失去独立性，导致更大的依赖，从而失去学习能力，产生不安全感。

（9）一个人以往的经历和事件常常决定了他目前的行为，而且这种影响是不容易改变的。但这些经历并不能决定一个人的现在和将来。因为事实虽不可改变，但对事件的看法却是可以改变的，从而人们仍可以控制、改变自己以后的生活。

（10）一个人应该关心他人的问题，并为他人的问题而悲伤、难过。关心他人，富于同情，这是有爱心的表现。但如果过分投入他人的事情，就可能忽视自己的问题，并因此使自己的情绪失去平衡，最终导致没有能力去帮助别人解决问题，却使自己的问题更糟。

（11）对人生中的每个问题，都应有一个唯一正确的答案。如果人找不到这个答案，就会痛苦一生。人生是一个复杂的历程，对任何问题都要寻求完美的解决办法是不可能的事。如果人们坚持要寻求某种完美的答案，那就会使自己感到失望和沮丧。

从以上非理性观念中，可以归纳出相应的非理性思维方式，如：我喜欢如此→我应该如此；很难→没有办法；也许→一定；有时候→总是；某些→所有的；我表现不好→我不好；好像如此→确实如此；到目前为止如此→必然永远如此，等等。从中可以看出，许多不合理信念就是将“想要”“希望”等变成“一定要”“必须”或“应该”的表现。一个情绪沮丧的人总是坚持他必须要有某事物，而不只是想要或喜欢它而已。因此他便会把这种过度极端化的需求应用到生活的各个方面，尤其是关于成就和获得别人赞赏上，而当他不能满足这种需求时，就容易产生焦虑、自卑、沮丧等情绪；如果他将这种需求应用到他人身上，要求别人应该或必须怎样做时。一旦别人不能符合其意，那么他就会对人产生敌意、愤怒等情绪。

对上述不合理信念加以归纳和简化，指出绝对化的要求、过分概括化，以及糟糕至极是这些非理性观念的3个主要特征。

绝对化的要求是指个体以自己的意愿为出发点，认为某一事物必定会发生或不会发生的信念。这种特征通常是与“必须”和“应该”这类词联系在一起。这种绝对化的要求是不可能实现的，因为客观事物的发展有其自身的规律，不可能依个人的意志而转移。对于某个具体的人，他不可能在每一件事上都获得成功；他周围的人和事物的表现和发展也不会依他的意愿来改变。因此，当某些事物的发生与其对事物的绝对化要求相悖时，他就会感到难以接受和适应，从而极易陷入情绪困扰之中。

过分概括化是一种以偏概全的不合理思维方式的表现，用艾利斯的话来说，这就好像是以一本书的封面来判定它的好坏一样。过分概括化的表现是个体对自己或别人不合理的评价，其典型特征是以某一件或某几件事来评价自身或他人的整体价值。例如，一些人面对自己性问题常常认为自己“一无是处”或“毫无价值”。这种片面的自我否定往往会导致自责自罪、自卑自弃的心理，以及焦虑和抑郁等情绪。而一旦将这种评价转向于他人，就会一味地责备别人，并产生愤怒和敌意的情绪。针对这类不合理信念，理性情绪疗法强调世上没有一个人能达到十全十美的境地，每一个人都应接受自己和做人是有可能犯错误的人类一员。因此，应以评价一个人的具体行为和表现来代替对整个人的评价，换句话说就是“评价一个人的行为而不是去评价一个人”。

不合理信念的第三个主要特征是糟糕至极，这是一种对事物的可能后果非常可怕、非常糟糕，甚至是一种灾难性的预期。这种想法之所以是非理性的，是因为对任何一件事情来说都有比之更坏的情况发生。因此没有一种事情可以被定义为百分之百的糟糕透顶。如果某个人坚持这样的观念，那么当他认为遇到了百分之百的糟糕的事情或比之还糟的事情发生时，他就会陷入极度不良的负性情绪体验中。针对这种不合理信念，理性情绪疗法理论认为虽然非常不好的事情确实可能发生，我们也有很多原因不希望它发生，但我们却没有理由说这些事情不该发生。因此，面对这些不好的事情，我们应该努力接受现实，在可能的情况下去改变这种状态，而在不能改变时去学会如何在这种状态下生活下去。

那么，如何对这样不合理信念进行工作呢?

认清并放弃某些特定的不合理信念，而且要从改变自己常见的不合理信念入手，帮助自己学会以合理的思维方式代替不合理的思维方式，以避免再做不合理信念的牺牲品。也就是说现在认清自己的不合理信念，学习用合理信念代替它。具体我们可以用这三栏表来表示。

三栏技术表

自责判定栏	认知失真栏	合理反映栏

自责判定栏就是认识并记录下内心的消极自责的判断；认知失真栏就是弄清这些判断失真的根源并对其提出挑战（认识不合理信念，对不合理信念提出挑战）。合理反映栏进行“自卫反击”并发展一个更加现实的自我评价。

实例分析：

寻找自责问题。如：

（1）他为什么愧疚。我真是不应该，结婚了还手淫，被别人看见了真丢人，我太丢人了，在办公室干那事，对不起老婆。

（2）他认为自己是同性恋。太可怕了，我怎么会有这种想法，我明明是小孩子，再说同性恋多可怕呀。

（3）性幻想是可耻的。这么小的年龄，脑里会出现这样的画面，真是恶心到极点，我可不是这样流氓的人。

（4）一场婚外性行为，让他得了“恐艾症”。我真不道德，做对不起老婆的事，虽然我是被勉强的，况且这种性行为一定会让我得性病，给老婆传染上怎么办?

认知失真辨析：

（1）他为什么愧疚。

事实：我是结婚了，与老婆两地分居。我也手淫了，被别人看见了。我焦虑了。

换个角度看：性自慰很可怕吗？不道德吗？如果我用别的发生解决我的性冲动，比如有的人那样才可怕，是真的对不起老婆和自己。

（2）他认为自己是同性恋。

事实:我思维中冒出“我是同性恋”，我就认为自己是同性恋，现在不是，以后也可能发展为同性恋。同性恋是多恶心的呀！我焦虑。

换个角度看：我脑子里冒出什么想法我就能成那样的吗？那这就太好了。我想“我是超人”，我怎么能成“超人”。再说同性恋与异性恋一样，拥有正常的智商、工作能力与表现，只是爱恋的对象是与其性别相同的人罢了！

（3）性幻想是可耻的。

事实：我看了一些画面，我想那些画面，我觉得自己是个品质不好的人，我是个流氓，实际我不是这样的，我很焦虑。

换个角度看：我行为上没有做什么不好的事，再说专家都认为性幻想是很正常的事，只要不影响自己的日常生活就行。

（4）一场婚外性行为，让他得了“恐艾症”。

事实：我有了一次被迫的婚外性行为，我看了不洁性行为会得性病的科普文章，我看到艾滋病对人的危害。我认为自己一定会得艾滋病，为“莫须有”的事情惶惶不可终日。

换个角度看：上面想的都是事实，可是婚外性行为就一定得性病和艾滋病吗？

退后一步讲，我就是很倒霉得上艾滋病，那最好的办法就是积极治疗呀！

合理应对策略：

（1）他为什么愧疚。

解决思路：偶尔的自慰行为对身体是有好处的，另外我应该选择正确的场所，比如自己的休息室等。只要自己不觉得是问题就好，最起码不要因此影响自己的情绪、生活、工作。

（2）他认为自己是同性恋。

解决思路:人的想法可以很多，很荒谬，甚至很恶心，但想法不一定指导行为，所以我那个仅仅是想法，没有实际意义，更不要说为它担心了。

（3）性幻想是可耻的。

解决思路:偶尔想想不是什么天要塌下来的事，关键不要影响自己。

（4）一场婚外性行为，让他得了“恐艾症”。

解决思路:世界上没有什么绝对的事情、一定及肯定、必须的事情。只要过好每一天，事情来临了就去积极应对好了。

通过这样的认识——评价——反击——自卫，解决自己的性偏见，缓解自己的性焦虑，做一位坦坦然然的性中人。

4.什么样的人群易出现此问题？

从前面的案例中，我们已经了解到有两大类人群容易出现此问题。

一是青少年，他们正值青春期，面临自己从儿童向成人的过渡，第二性征的出现，性冲动及性观念对他们的影响。如果在青春期之前给他们的性观念错误，甚至有意地回避、隐瞒性问题，在青春期时就会不能很好地应对性问题。

二是部分成年人，他们的性格内向、严谨、刻板，思想行为较僵化，追求永远不变的东西，认为世界或事情也是很少变化。他们将“性”神秘化、道德化，甚至认为性就是为了人类的繁衍，“一切与生殖无关的性都是不道德的”。自己形成这样的观念，自以为是，遇到与自己的观念不相符的性问题，就陷入无穷的苦恼中。

5.对这样的人，家属应该如何应对？

如何对待青春期孩子的性焦虑？其一，是最关键的教给孩子正确的性观念及性知识。这就要求父母有良好健康的性知识。通过前面的了解，我们知道了性就如人的“食”一样，是天生，很自然的事。家长不要谈性色变，而应在孩子进入青春期之前或初期，就跟孩子进行相关的沟通，教给孩子有关的性生理知识，让他（她）消除对性的好奇感。

其二，面对孩子出现青春期的性问题，要正确引导，不要简单粗暴地对待孩子。其实，有和谐亲子关系的孩子，这方面的问题相对来说要少一些。据观察发现，与父亲关系好的女生，相对来说青春期的问题要少一些，因为她们的异性评价观往往是以自己的父亲为标准，不会轻易将自己完全交给某个同龄人；同样的理由，与妈妈关系融洽的男孩子，青春期性心理问题也相对少一点。

其三，教给孩子如何对待自己的性欲和性冲动。专家给你支几招：

（1）正确认识性欲和性冲动。性欲是一种产生性要求的心理体验。性冲动是性兴奋逐渐增加而准备付之于行动的一种心理体验。人有性欲和性冲动，是正常生理因素和各种心理因素综合的结果，并不是下流可耻的事情。但是，人是有理性的生物，不能为所欲为。不论什么欲望和冲动都要受到自身素养、理想、信念以及社会规范、习俗、舆论、纪律、法律和行为后果等诸多因素的约束。青年的性欲和性冲动也不例外，应受道德、纪律、国家法律和自身理念的约束。

（2）正常地与异性交往。青年男女之间在生活、学习与工作中，自然、坦率地正常的交往，可使对异性的心理反应正常化。青年男女分隔越严，对于性的问题就愈神秘、愈紧张、愈过敏。

（3）避免性挑逗。避免看一些不健康的、充满肉感的书刊、影视等，避开举止轻佻、行为不端的异性挑逗。许多在性问题上犯错误的人就是因为经不住性挑逗而放纵自己，最终走上犯罪的道路。

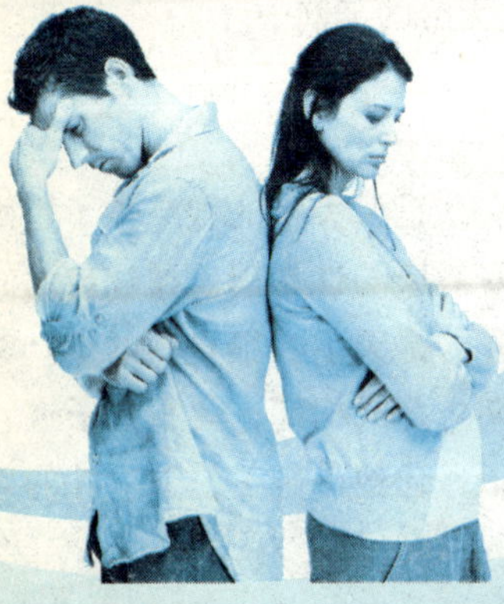

（4）合理控制与宣泄。青年的性冲动并不一定强烈到非用性行为来解决不可的地步，通过适当的方法是能够得到合理控制的。例如，紧张的生活节奏能降低对性问题的注意，适度的体能锻炼能使性能量转移并宣泄等等。

（5）用工作和学习充实自己。一个有理想、有信念、有追求的人，平时忙忙碌碌，消耗大量的体力和脑力，休息时就会感觉疲倦，便分散了对异性的注意力，避免了胡思乱想。

（6）用意念来控制自己。人与动物在性方面有一个明显的不同，就是人的性欲是可以通过意识和意念来控制的，并且人能通过特定的替代形式来满足性冲动。例如，通过幻想与某一异性相会来满足性冲动，通过谈论异性来宣泄一部分性能量等等，这些都可以大大缓解青年的紧张。但是，无论是性幻想还是谈论异性都要把握适度。幻想异性太过分，往往会向心态不正常的方向发展；时时刻刻谈论异性，也会给别人造成不务正业的感觉。

（7）学会拒绝。在两性交往的过程中，青年要学会拒绝他人，同时也要学会拒绝自己。青年与异性接触一定要把握好度。为了防止越轨行为，青年要用“如果我爱她（他），我就要尊重她（他）”的道理来拒绝自己；用“如果你爱我，就请尊重我”的道理来拒绝他人。这样可以避免一些后悔莫及的事情发生。学会拒绝自己和他人，它能防止炽热的感情失控越轨，从而保证爱情美好、健康地向前发展。适度、偶尔、有节制的手淫对身体无害，有益健康，应视为正常的生理心理现象，但长期的、频繁的、无节制的手淫就会损伤身体，影响学习和工作。许多人不明白这个道理。过度追求自慰快感的人，婚后往往会阴茎不举或早泄，严重影响正常的性生活。贪图今天不节制的快乐，换来明天苦不堪言的痛苦。到那时为时已晚。

那么，家人如何对待已成人的个体的性焦虑呢？

首先，给予充分的理解及包容。要知道，一切事物存在就有存在的理由，如果家人也跟上指责、谩骂，甚至唾弃，那只能使矛盾尖锐化。

其次，帮助患者寻找积极的、有建设性的解决方法。如寻求专业人员帮助，帮他提供积极有力的支持鼓励或者仅仅是安慰等。

最后，要给他足够解决问题的时间和空间。可能有些问题不是你们短时间能解决的，要学会等待。

三、产后半年，坚持要离婚的女司机晓玲

经过浪漫的恋爱期，“有情人终成眷属”，步入了婚姻阶段，又有了自己心疼的宝宝，生活是如此的惬意与满足。可是，就有那样的人，她享受不到这样的快乐，坚决要改变这一切。

案例介绍

司机晓玲就是这样的。这是一个阳光明媚的早晨，一上班，打扫完卫生，倒一杯清茶，正想享受一下这美丽的时刻。这时，进来了一家人，一位50多岁的老妇人怀里抱着一个半岁大的宝宝，她的身后跟着两个年轻人，看样子是夫妇俩。除老人脸上有点愁容外，这两年轻人看起来没有什么表情，我想着“面无表情”可能就说的是这样的。

一段交谈，我知道了事情的大概：老人是司机晓玲的母亲，跟来的小强是晓玲的丈夫，而晓玲就是这次我们的主角。她的问题是不愿与丈夫过性生活，要跟丈夫离婚。老人说，晓玲是她的二女儿，大女儿出嫁了，小强是他们给晓玲招的上门女婿。他俩谈对象谈了半年多，关系也挺好，高高兴兴结婚了，现在娃都生了，在这期间从没有什么问题。就是晓玲自生孩子后，不愿与她丈夫过性生活了，丈夫说就是普通的牵手、拥抱、亲吻晓玲都不愿意，甚至推他。

了解了一下情况，我单独与晓玲谈了起来。

她告诉我他们说的都是事实。“我就是讨厌他在我身上动来动去。”

“那你不喜欢他或者是讨厌他？”

“也不是不喜欢他人，他人挺好的。在家里把什么活都做了，对

我爸我妈都好。就是不喜欢他在我身上动。”

“那拉拉手都不行吗？”

“拉手可以，但每次他拉我的时候，我就觉得他想要过夫妻生活。我知道结婚要有这个我就不结了。”

“你为什么这样讨厌过性生活，甚至是害怕过？”

“我也不知道，就是没有兴趣。”

“是生完小孩后才没有兴趣了吗？”

“不是，是从一开始就没有兴趣。刚开始是为了父母要个孙子，就是没有兴趣我也强忍着。现在都有小孩了，他还要。我受不了，我让他跟我离婚找别的女人，他不愿意，我就让他找别的女人去。”

“你愿意这样？别的女人可都担心老公出轨呀！”

“只要他不跟我过夫妻生活，怎么都好办。”

“那给你找别的男人，你心动的男人，你可以与他过性生活吗？”

“不会。我以前从没有对哪个男人心动过。对我老公也是最喜欢的，只要他能满足我这个要求。”

“什么要求呀？”我有点明知故问。

“就是不要与我过性生活。”

“那以前你对哪个女孩心动过，比如说有过性冲动？”

“开玩笑吧，对男人都没有兴趣，对女人怎么可能有兴趣？”

“你看影视剧时，看到男女亲热的画面有什么感觉？”

“没有什么感觉，就是看电视电影嘛。”

“那你谈对象的时候，有没有与对象有亲密的动作，做这些亲密动作时有没有心动的感觉？”

“你说拉手也拉，没有感觉。接吻拥抱，不愿意但勉勉强强。但从没有心动的感觉。”

她又说，“其实，我也很纳闷。我看到姐姐谈对象时好像变了一个人，我就是很平淡。”

“你心情怎样？”

“心情也挺好的，就是从没有你说的心动的感觉，没有性冲动。医生，你说这有问题吗？”

“可能有一些小小的问题，我在想问你一些问题。你认为你的性别是什么？”

“这还看不出来吗？当然是女的。”

“你内心从没有认为自己是男的？”

“以前有过，对男人没有兴趣，我想我是不是男的呀？但我对女人也没有兴趣，况且我都能生小孩，你说男的能生吗？”

“你以前有过什么大的疾病？服过什么药吗？”

“也没有。”

就在信任感建立起来一点后，我问了她最后一个问题：“小时候受到过什么伤害吗？比如说虐待呀什么的。”

“没有吧，我爸我妈对我挺好的。”

接下来，我让她做了一些检查：脑电图和心理测查（明尼苏达多项人格测查即MMPI）。结果回报：脑电图正常；MMPI显示MF-F=55,I-F=64。

在她做检查的时候，我又向她老公了解了一些情况。明白了老公在性生活中不太照顾她的感受，只有自己完事就行。生完孩子后，因阴道侧切恢复了一段时间，再后来很少有性生活了。没孩子的时候，勉勉强强，现在就是拒绝。

“那你觉得你妻子有什么问题吗？”

“我刚开始觉得她没有问题，以为她还是不爱我，嫌我什么。当她说我们不离婚就让我找别的女人，我才觉得她有问题。到底是什么问题？能不能治疗？”

“我初步考虑她可能是性功能障碍，只要你有耐心，就会慢慢解决。”

案例分析

本案例是以家庭问题来咨询的，但实质却是夫妻的性生活问题，主要是主人公晓玲的性欲低下或者是性欲缺乏导致的。加之夫妻性生活中丈夫只顾自己的事情，忽视了对妻子性欲的激发，导致更严重的后果——妻子的性厌恶产生。

晓玲从没有过性兴奋的感觉，不管对现在的丈夫或是对别的男人、女人，甚至在观看影视剧目中的亲密镜头时也没有。这样的现象不是她女人身份不典型，也不是她有什么躯体疾病，也不是她得了什么心理疾病——比如抑郁症等（在后面章节我们会谈到其他心理疾病中的性欲问题）。就是一个单纯的性欲低下，甚至可以说是性厌恶——讨厌丈夫对她的身体接触，就连没有什么性色彩的拉手都不行。

从最初的性欲低下，到后来的性厌恶，这中间的原因可能与夫妻之间不合适的性行为有关，再加上晓玲对它的再加工就变成了性行为是一种痛苦，没有任何愉悦可言的事。

对晓玲的治疗，我们首先对家属告知她问题的症结，取得家人的理解和配合，尤其是丈夫的理解，消除丈夫心中的疑虑，也让他们明白这种问题可以治疗，给他们信心与希望。

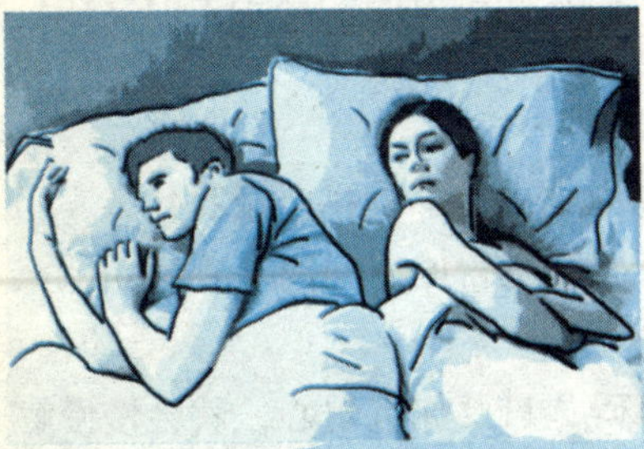

“跟我离婚，你不愿离，就找别的女人去，我没意见。”

其二，告诉丈夫要耐心等待，不要自己有了欲望就不照顾妻子的感受，在治疗初期，绝对禁止对妻子的性行为。如果自己有需要，可以自行解决——比如可以手淫。然后与晓玲预约每周1次共2~3次给予其认知行为治疗，改变其错误的认知，去除性厌恶感觉，在这期间给服用一些增强性欲的药物。

第三阶段，就是一个夫妻共同治疗阶段了。让丈夫担任治疗师，逐渐激发妻子的性欲，让妻子在与丈夫的接触中，感受自己的舒适感觉，如果哪种动作或方式让她感受不好，及时告诉丈夫，双方改变。这个阶段可能很长，也可能很短。这在于夫妻之间的感情及交流，如果感情良好，交流比较通畅，会很快学会并解决问题。好在晓玲夫妻之间的隔阂不大，问题得以很快解决。

数月后，晓玲终于体验到了做女人的快乐，幸福地享受着生活。

相关知识链接与思考

1.什么是性功能障碍？

通过上面的案例，我们大概也知道了什么是性功能障碍了。性功能障碍就是指使人们难以从事和享受与其他人的性关系的一系列障碍，指不能进行正常的性行为，或在正常的性行为中不能获得满足的一系列障碍。

性功能障碍多数都没有器质性病变，也就是说性器官没有异常或病变，而是因为心理因素造成的。因而在性学中常常称为性心理功能障碍，在《中国精神障碍分类与诊断标准第3版》中称为非器质性性功能障碍。指一组与心理社会因素密切相关性功能障碍。常见为性欲减退、阳痿、早泄、冷阴、性乐高潮缺乏、阴道痉挛、性交疼痛等。

国外学者根据性生活的反应周期（在前面我们对此做了介绍），将性功能障碍分为4大类：性渴望障碍（性欲减退、性厌恶）；性唤醒障碍（女性性唤醒障碍、阳痿）；性高潮障碍（性乐缺乏、早泄）；性交疼痛障碍（性交困难、阴道痉挛）。偶尔、短暂的性功能问题是非常普遍的，性问题必须导致显著的精神痛苦和人际困难才能被诊断为性功能障碍。中国诊断与国外的对应如下：

国内外性功能障碍的分类及对应关系

国外性功能障碍	中国非器质性性功能障碍
性渴望障碍	
性欲减退障碍	性欲减退
性厌恶障碍	
性唤醒障碍	
女性性唤醒障碍	冷阴
男性勃起障碍	阳痿
高潮障碍	
女性高潮障碍	性乐高潮缺乏
早泄	早泄
男性高潮障碍	
性交疼痛障碍	
性交困难	性交疼痛
阴道痉挛	阴道痉挛

2.性功能障碍的现状及发生原因

性功能障碍是一种常见病的观点已得到公认，据国外统计，普遍人群中：患性欲低下的占20%；近30%的青年男子患早泄，近30%的青年女子患性高潮障碍；阳痿占男子的8%；性功能障碍的发病率女性高于男性，一般求治的男性多于女性。

性功能障碍是很普遍的，在一位学者对超过3000名成人的代表样本中研究发现，43%的女性和31%的男性存在某些性功能障碍。在对100对美满婚姻的配偶中调查，在人的一生中的某一阶段，有40%的男性出现过性功能障碍，主要表现为阳痿和早泄，有60%的女性出现过性功能障碍，主要为冷阴及性乐高潮缺乏。90%的性功能障碍为社会心理因素造成。也有部分性功能问题是其他疾病（躯体疾病及心理疾病）的伴随问题，也可能是某种药物引起的，下面通过几个例子了解一下。

压力之下，他成了“懦夫”——他是一个令人羡慕的IT白领，拿着高薪水，享受着漂亮妻子的陪伴，还有一位像公主一样漂亮的女儿。家庭幸福，工作顺利，有车有房，生活如此美好，况且每夜还能享受夫妻生活带来的愉悦之感。可是，随着经济危机大潮的到来，他也面临着种种的压力：先是薪水减半，银行的还贷成了他的心病；再是有一个投资项目失利，亏损惨重。他感觉自己真是到了穷途末路了，看不到一点希望。妻子为了安慰他，在生活上给了他无尽的支持，在夫妻生活中，也给了无限的温情。可是，不知怎么回事，他面对妻子的诱惑，也有无限的渴望，就是阴茎无法完全勃起，有时勃起了，也是匆匆了事，享受不了以往性生活带来的愉悦，也觉得对不起妻子。在种种压力之下，他变成了真正的“懦夫”。

她为什么拒绝性生活？——小丽与丈夫大概一到两月进行一次性生活，而且经常是丈夫主动要求时才进行。小丽说她害怕过性生活，因为她不愿意想起那可怕的往事。大约在她上初中的时候，有天她走在回家的路上，被一个流氓强暴了，这件事成了她心中永远的痛。结婚后，虽然丈夫对她很温柔，她也曾享受了性生活对她带来的愉悦，但她还是无法对她经历的伤痛释怀。

她把过性生活当成例行公事——小霞和丈夫结婚已经10多年了，有了1个孩子。他们都受过良好的教育。他们的问题是：小霞总是把性生活当做例行公事，从来没有喜欢过性爱。在婚前，尽管他们有过两次性行为，但小霞在被亲吻和爱抚时产生了强烈的性兴奋，并觉得是她的魅力“诱惑”了丈夫和她结婚的。但是，她对这两次婚前性行为感到羞愧。结婚后，她把性当成一种义务，而不应该是愉快的。她从不主动性交，也几乎没有自发的性欲望，她对特别的性交方式感到特别恶心。她认为如果她这样做，她的家庭肯定以她为耻。在性生活中，如果她感到愉悦，她就会这样问自己：“我这样像什么，妓女吗？”“如果我喜欢，他肯定会要得更多”“我这样做，怎么面对镜子里的自己？”这些想法不可避免地会伴随着情绪下降和对肉体愉悦的不敏感。结果，性对她而言永远是不愉快的体验，性生活就成了她作为妻子应尽的义务。

新婚2个月，妻子要求离婚——小陈2个月前才结的婚，而现在妻子已回到娘家了。原因是结婚2个月了，小陈与妻子从来没有夫妻生活，是小陈碰都不敢碰自己的妻子。在咨询室里，小陈说话的声音很低，也慢悠悠的，反应显得较迟钝。自述他自己没有什么坏毛病，在2年前，也就是在18~23岁之间，也对女性感兴趣，也有性冲动，也有过正常的性行为。就是这2年来，好像也没有这种心思了，偶尔有之，也一晃而过，而且人也变得很脆弱，见不得别人说他，经常想一些不愉快的事情。家人让他结婚，他想可能结婚后会好的，没想到还是如此，为此妻子也不理他了，甚至要与他离婚，而家人为他结婚也花去数万元钱，父母还一心指望着抱孙子，看来都没希望了，一切都是他的错……

产后为何她拒绝性生活？——小敏顺利产下一名宝宝，她为之庆幸，家人也很开心。孩子很好带，她的奶水也很足，妈妈帮她带，她也不用操很多心。可是，唯一美中不足的是，自从生完孩子，会阴部一直不舒服，看过医生说是生产时会阴侧切伤口造成的，过一段时间就好了。可是，半年过去了，还是如此，不敢过夫妻生活。现在甚至都不想了。

酗酒成性的他无法享受性快乐——十多年前，因为职业的原因他经常喝酒，渐渐的不喝都心慌、手抖，无论如何都要喝一些。因此，妻子与他闹过吵过，由于感情一直很好，吵过后马上又能和好如初，不用说夫妻生活过得挺好，但不知从什么时候开始，他体验不到性快乐，经常是无法痛快射精，为此夫妻关系就变得糟糕了。

通过以上几个案例，我们多少了解了一些引起性功能障碍的原因。下来做一下总结。引起性功能障碍的原因大概从这3方面介绍。

第一，生物原因。比如产后的小敏、酗酒成性的他。都是因为生物原因造成了他们的性功能障碍。小敏是因为生产伤害，而酗酒的他是因为酒精对身体的伤害造成的。除此之外，还有一些生物学原因，比如：身体的疾病——糖尿病、心血管疾病、多发性硬化、肾脏功能不全、脊髓损伤、自主神经损伤等；一些药物：抗高血压药物、安定类药物、抗精神病药物、镇静剂等；精神活性物质：毒品、尼古丁等；还有男性的雄性激素水平过低或雌性激素水平过高、生殖或泌尿系统感染等；女性的雌性激素水平过低等。

比较多见的是未发现的糖尿病患者，因为首先出现性功能问题，正好遇到一些生活不良事件，就认为自己得了性功能障碍。对待此类案例，就应该先做一些生物学检查，做排除器质性性功能障碍的检查。其实，有一个较简单的方法进行鉴别。生物学因素引起的性功能是普遍和稳定的，而心理因素引起的性功能障碍更多是情境性的和不稳定的，例如，只在和特定的伴侣发生关系时或者进行特定类型的性活动才会出现。心理因素引起的性功能障碍具有突发性，而生物因素引起的性功能障碍是逐渐产生的（除非是直接由意外或外科手术导致）。

还有一些方法可以应用。如观察男性有无夜勃。如果有，就是心理因素引起的；如果无，就很可能是生物因素引起的。应用直接测量勃起的仪器对夜勃做全面的评估。具体的做法为就是将这种带有尼龙搭扣的带子在男性入睡前缠绕在其阴茎上。这个带子有3个连接器，当受到阴茎的压力时就会断开。还有别的更精确的方法，在临床医师的指导下使用，鉴别是属于生物因素还是心理因素。

第二，心理原因。比如新婚期妻子要求离婚的小陈，他就是因为精神疾病——抑郁障碍引起的性欲减退导致不能进行正常的性生活。在后面的章节里我们可能会谈到精神疾病可能引起的性功能障碍、性心理障碍。对心理原因中有很多个体是因为对性不正确的态度或认知造成的，认为性很“肮脏”或“可耻”或对自己的性表现感到焦虑。比如在压力之下的IT白领，因为压力表现出偶尔的阳痿，对自己在性生活中不能通过给妻子满意的性生活而出现焦虑，加重了阳痿的发生。还有，把性生活当成例行公事的小霞，对性的不正确的态度和观念造成了性功能障碍。

第三，社会文化原因。人际关系问题（如夫妻之间的问题，与性无关的冲突等），创伤等。比如IT白领的压力，小丽的性创伤，它们造成了主人公的性功能障碍。

对性功能障碍的个体中，夫妻关系存在问题的很普遍。有时这些问题就是性功能障碍引起的，有时是夫妻关系之间的问题引起了性功能障碍。如夫妻之间的交流不畅、对性需求的不平衡、男女性心理的不一致等，也可能是无关于性的生活冲突反映到夫妻性生活中。

还有创伤，比如失去至亲的人、子女被诊断出严重的疾病等，还有一些生活负性事件。

其实，上面列举的原因可能会造成个体的性功能障碍，但不是说有这种问题的人就一定发生性功能障碍。出现了性功能问题，如果是短暂的、偶尔的，对自己没有什么影响，大可不必关注，如果持续这样，就要追究原因，对因治疗。比如酗酒的是否可以考虑戒酒，如果是某种疾病引起的，治疗原发病等。这才是对待性功能障碍应采取的态度。

3.各类性功能障碍的表现

通过本章的第一个案例——产后半年，坚持要离婚的女司机晓玲，我们已经了解了女性的性欲减退，甚至是性厌恶的表现。这是第一类性功能障碍。性欲减退就是成年人长期缺乏性幻想和性交欲望，这个长期医学上指的是3个月及其以上。性厌恶指的是长期和极端反感与性伴侣的性接触。但是如果性交的缺乏只是因为暂时的情景因素所致，如太忙、太劳累而顾不上性的方面，就不能认为是性欲减退障碍，比如缺乏性渴望是因为性交疼痛引起，就应该考虑性交疼痛而不是性欲减退，就像“产后为何她拒绝性生活”中的小敏一样。

第二类性功能障碍就是性唤起障碍。女性性唤起障碍的表现为女性在性兴奋时，反复出现不能分泌或维持润滑的体液的情况；男性勃起障碍即阳痿就是男性不能勃起或保持勃起状态至性生活结束。对男性的勃起障碍研究较多，临床也较常见。就像前面的案例——压力之下，他成了“懦夫”。但是偶尔的勃起不能或不能维持勃起是很常见的，70%～80%的男性在其人生中某一时间曾会有过勃起问题。这些问题不会造成勃起障碍，除非它变成持续性的，并影响夫妻关系或让他觉得痛苦。只有4%～9%的男性诊断为勃起障碍。下面我们来看一例女性的性唤醒障碍案例。

冷美人小白——小白人长得漂亮、有优越的家庭环境，毕业于名牌大学，顺利考入公务员行列。平时不苟言笑，对人较冷漠，别人说她高傲，都叫她“冷美人”。他与一个同行结婚后，丈夫虽对她用尽了温柔体贴之情，她也有对丈夫的回应，但就是大多数房事时，感觉阴道不能潮湿。有时丈夫开玩笑问：“你的印度神油去哪里了？”她虽然感觉不舒服，但也会玩笑的回答：“它去印度了，还没回来。”小白刚开始没有觉得这是问题，渐渐的丈夫的性要求少了。其实，它也成了小白的一块心病，所以小白自己一人来咨询了。

第三类性功能障碍是高潮障碍。女性高潮障碍或性快感缺乏指的是女性反复出现在性兴奋之后高潮延迟或缺乏高潮的情况；男性高潮障碍或性快感缺乏指的是男性反复出现在性兴奋之后高潮延迟或缺乏高潮的情况；早泄指男性不能延迟排精至想要的时候。最常见的男性高潮障碍是早泄。这类患者只要受到轻微的性刺激就会在他们想要射精之前射精。早泄问题较多见，但只有它导致精神痛苦和与伴侣的关系问题时，才能诊断为一种障碍。

他为早泄苦恼——年轻时，他是他们夫妻生活中的引航员。每次都给了妻子满意的需求，所以妻子在他们美满的性生活滋养下青春永葆。而他因为生计，一家的担子全压在他的肩上，衰老得较快。不足40就已经谢顶，人也看起来很苍老，像50岁的人。更重要的是，在夫妻生活中感觉力不从心了。妻子还没有满意，精子就不听指挥地射了出来，刚开始妻子还有耐心，理解他。现在几个月过去了，妻子对他都有怨言，经常横挑鼻子竖挑眼，为此自己也很难受，要在外面打拼，回家又遇到这样的事，自己也没有办法控制，这如何是好?

第四类性功能障碍是性交疼痛障碍。性交疼痛指性交时生殖器疼痛，这在男性中较少见。阴道痉挛指女性在参与性活动时，阴道周围肌肉不自主的收缩，仅存在于女性。看下面一个案例，因为初次性生活的问题影响她不由自主地紧张，成为阴道痉挛的受害者。

过性生活时，她为什么不由自主的下身紧张？——不知什么原因，小琴称自己每次与丈夫过性生活时，下身都不由自主地绷得紧紧的，丈夫的阴茎进去都有点困难。他们才结婚不久，记得第一次性生活是在快结婚时。那次，她有点不愿意，觉得婚前性行为是不道德，但抵挡不住男朋友，也就是现在老公的诱惑，勉强地进行了。在整个过程中，她就很紧张，好像在做见不得人的坏事，除过痛楚和紧张外，没有任何愉悦。过一段时间，就结婚了。在结婚当夜进行夫妻生活时，不由自主地又开始紧张起来。此后每次好像形成了条件反射，只要晚上两个人躺在床上，老公的手放在自己身上时，就会开始。现在，特别害怕晚上老公在家。

4.对性功能障碍的治疗

由于大多数性功能障碍都有多重原因，因此治疗也是多种方法联合使用。如生物疗法、夫妻及患者的性治疗、意在解决问题的心理社会治疗。在下面的篇幅里我们来逐一了解一下。

生物治疗。比如治疗原发病。躯体疾病或心理疾病，随着疾病的好转，性功能问题也有改善。另外对勃起障碍或性欲减退的在医师指导下服用一些药物，这种治疗可以在性科进行。

性治疗。如果性功能障碍主要或至少部分是来访者或性伴侣的性经验不足造成的，那么针对性行为实践的性治疗是十分有效的。有些人从来不知道哪些行为可以给他们或性伴侣带来快感，有些人可能不习惯这样做。性治疗就是要教这些技巧，并帮助夫妻双方发展出有规律的令人满意的性接触模式。性治疗通常包括指导和鼓励来访者手淫。手淫的目的是让人们探索自己的身体，了解什么是性唤起，以及减少性压抑，然后指导夫妻间相互交流他们所学到的。

这里介绍几种性治疗的方法——第一性感集中疗法。在这种疗法中，一方是主动的如丈夫，通过一系列练习来刺激妻子，而妻子被动地接受，注意力集中在这些练习带来的快感上。然后夫妻交换角色，这样双方都体验了刺激给予者和接受者的角色。练习的环境要安静私密，计划要双方共同制定。在开始阶段要求任何一方不要考虑或试图性交，目标就在享受这练习带来的快感上。

在性感集中疗法的第一个阶段，双方轻柔地抚摸彼此，但不涉及性器官。要求他们注意力集中在感觉上，并互相交流让自己感到舒服和不舒服的做法。这个阶段的目的是让伴侣渡过互相交流的亲密时间，而没有性交的压力。时间也许会持续几周，直至双方在练习中完全放松下来，并能够愉悦彼此。第二阶段，夫妻双方相互刺激对方的胸部和性器官，但仍然不能试图性交。如果问题是妻子的唤醒障碍，则由妻子指导丈夫以能够产生性唤醒的方式刺激她。在练习过程中，妻子可能会逐渐由唤醒达到高潮，但仍不能试图性交，直到妻子在练习中可以经常性地被丈夫完全唤醒。如果是丈夫的勃起障碍，则丈夫引导妻子以能够产生性唤醒的方式抚摸他。如果他勃起了，应该让勃起自然消退。性交是被禁止的，直到他能够在练习中经常性的和轻易地产生勃起。最后，步入第三阶段，练习性交。性交时，把注意力集中在提高和保持性快感上，而不是过度关注自己的高潮或性表现。

第二，治疗早泄的技术。可以学习一种比较简单的技术就是：停止—开始技术。这个技术可以在手淫或与妻子发生性行为时进行。在第一阶段，男性在即将射精前停止刺激自己或告诉妻子不要再刺激自己。然后，放松下来，注意力集中于身体的感觉，直到性唤醒消退；这时，他或妻子继续进行刺激，并再次在将要射精前停止。如此反复，在与妻子练习中，禁止性交。第二阶段，在妻子的配合下，丈夫仰卧，妻子处于上方，将丈夫的阴茎放入自己的阴道中，保持不动。这阶段的目标为让丈夫享受处于妻子阴道中不射精的感受。在这阶段，彼此抚摸交流彼此的体验。当感到要射精时，可以要求妻子下来躺在他的身边，直到冲动消失。这种练习至少需要10～15分钟，中途要中断几次，以避免射精。第三阶段，妻子仍然处于上方，可以做一些长而慢的插入动作。双方体验高潮，并体验高度亲密和令人愉悦的感觉。

第三，治疗阴道痉挛的技术。阴道痉挛的治疗通常是通过解除女性阴道肌肉的自主性紧张。治疗让女性意识到阴道开口处的肌肉紧张，以及放松这些肌肉的需要。在安全的条件下，她可以将自己的手指插入阴道。她可以对着镜子观察自己的阴道，并进行放松练习。也可以用阴道扩张器来帮助练习。或可以让丈夫帮助她，用丈夫的手指或选用扩张器。

因为许多的性功能障碍问题是夫妻共同问题的结果，那么对夫妻关系的治疗就很有必要。可以采用家庭治疗或认知行为治疗的方法等。夫妻双方也可以进行沟通技巧的学习，就不同意见告诉对方自己的想法，而不是互相猜测。即使有问题可能也会因为有效的沟通而将问题早早解决。

如果性功能障碍是因为个体的观念问题，那么对个体的心理治疗就会放到第一位。我们前面学习的理性情绪疗法就可以应用到了。

而每个案例好像不是一个原因造成的，所以我们要从多方面进行干预。如果有问题的夫妻，不能很明了地发现自己的问题，可以求助别人，让别人来帮助渡过婚姻危机。

5.消除恐惧

我们知道了性欲低下或性功能障碍的一个最常见的原因就是恐惧——害怕受到伤害，害怕怀孕或是感染上性传播疾病。安全的性行为虽然不能防止你患性功能障碍，但是可以减少怀孕或患性传播疾病的风险，从而提高你的性生活满意度，保护你身体的健康。

那么，安全的性行为是什么意思呢？通过下面的提示，你可以了解一些。

（1）保持单一的性关系。只与固定的一个人发生性关系。同时，他（她）也只有你一个性伴侣。如果你或你的性伴侣滥交，你得性传播疾病的可能性就会增加。

（2）在与你的性伴侣发生性关系之前，最好要了解他（她）的过去的性生活史。如果她（他）的不安全性行为较多，就要推迟或拒绝跟她（他）发生性关系。

（3）如果你或者你的性伴侣传染上了性传播疾病，这时要避免进行性行为。大多数性传播疾病可以完全通过药物治愈，如果疾病得到控制或治愈了，这时就可以恢复性行为了。

（4）在性交完注意清洗生殖器官，这虽然不能完全避免性传播疾病，但可以减少其发生率。

（5）性交后马上排尿，这样可以帮助冲洗掉一些细菌。

（6）不要在酒后或服用一些药物后进行性活动。它可能会使你进行不安全的性行为，会使你降低拒绝不想要的性行为的能力。

（7）在阴道性交或者肛门性交时正确使用安全套。不要重复使用一个安全套；不要在安全套上涂润滑剂；不要用嘴吹或用手拉扯安全套；在性行为开始即使用安全套；在射精后，阴茎放松前取下安全套等等。

（8）口交也会传播性病。许多人没有实行安全的性行为，因为他们认为这会降低性接触中的自发性和兴奋感。但是，使用安全套可以是床前戏的一部分，使性生活更有情趣。而且，你在意识自己进行安全的性行为，可以减少你的恐惧，从而能更自如地享受性爱。最重要的是，对我们来说，可以减少一些不必要的麻烦——如性传播疾病，意外怀孕等。

6.性功能障碍是性心理障碍吗？

性功能障碍是否属于性心理障碍？在日常生活中，人们可能会认为这是一回事，就像把性病也当成性心理有问题一样。只要是扯上性的，就是心理有问题，也就是性心理有问题。通过上面的学习，我们知道了，性功能障碍是指不能进行正常的性行为，或在正常的性行为中不能获得满足，它可能是许多原因引起的。而在医学上，性心理障碍专指性指向障碍、性偏好障碍、性身份障碍（这些我们将在下面的章节中了解到）。所以，性功能障碍在医学范畴与性心理障碍是两回事，不是性心理障碍。同理，性焦虑不属于性心理障碍。虽然本书小题目是聚焦性心理障碍，但为了给大家一个完整的体现，我们将性焦虑及性功能障碍纳入了解。

四、畸变的性爱——性偏好障碍

在人们的心目中，只有与异性的关乎生殖的性行为才属于正常的及可以接受的性行为，在这其中可以享受到愉悦的性体验，更是人们愿意追求的。可是，有那么一部分人，因为这样或那样的原因，不能完全进行这样的性生活，而产生了一些畸变的性爱活动，引起了一些导致个体的痛苦或社会、生活障碍的影响。在接下来这一章里，我们首先通过了解一些案例，来一一解读各类性偏好障碍。

案例介绍与分析

案例一 专偷女士内衣、内裤的小A

案例介绍：小A这几年来一直陷于这种痛苦之中，23岁的他窃藏女性乳罩、内裤等物品已有3年，并曾两次因偷窃时被抓获而受处分。当他最近又一次潜入女浴室偷女性贴身用品而被派出所扣留时，单位领导开始考虑他是否病态，遂介绍他前来咨询。

他出生于工人家庭，父亲因工作常不在家，夫妻间及父子间缺乏情感交流。其父嗜酒，性格粗鲁，脾气暴躁，常常与其母争吵，动辄打骂他和母亲。小A自幼胆小畏缩、执拗、内向。9岁时其父母离婚。他憎恨父亲，依恋母亲，愿意和女孩一起玩耍，并由于其少年老成的关心体贴常博得女孩的好感。12岁时，一次偶然的机会他看到姐姐洗澡后穿内衣（裤头、乳罩）躺在床上，当时产生了强烈的好奇心和性冲动。此后常回想此情景，并伴有手淫。高一时与一女生开始恋爱，感情甚笃，以致发生多次性关系。相爱3年后女方家长棒打鸳鸯，女方被迫嫁给他人。小A为此心情苦闷，借酒消愁，酒后常拿出女友的内衣裤（乳罩、裤头）抚摸，同时手淫，手淫时常回想与女友同居时的情景，并达到性高潮而射精。

一次，他从女工宿舍楼旁路过，看到晒在外面的女性内衣、内裤，心中突然产生一种冲动，迅速上前偷取了两条女三角裤，随即有一种紧张而又满足的感觉。从此，每当他路过这幢楼时，就不由自主地寻找晒着的女性内衣内裤。一旦看见就极度紧张，心跳加快，大脑中想法极为模糊，只想取走这些短裤、胸罩、月经带等。拿到后心满意足，要是拿不到就非常焦虑，紧张不安，不可克制地到处搜索，就像被磁铁吸住一样。有时直接钻进浴池女更衣室去窃取。他自知行为下流、丢人，也曾下决心痛改前非，写过许多自我警告的誓言，但每当欲念发作时，又身不由己，不能自制。而事后又往往陷入悔恨、自责的深深痛苦之中。

案例分析：该案例中，小A患上了一种名叫“恋物癖”的精神障碍，又称为“恋物症”，属于一种性偏好障碍，为精神障碍的一类。那么小A为什么患上了这种羞于启齿的精神障碍，这种精神障碍又有什么治疗方法呢？我们要从小A的童年以及他的生长发育环境开始讲起。小A童年是在一个并不幸福的家庭中长大，其父亲是个酒徒，每次饮酒后就大骂其母亲，这些情景自幼便在小A的心灵里留下了创伤，使得小A产生了痛恨父亲，喜欢母亲的心理，从此，小A经常与女孩在一起玩耍。尤其是在12岁，是青春期发育的开始，这个时期恰恰也是人类性行为的启蒙时期，是容易在心理上产生性冲动的。而在小A产生性的朦胧的时期，恰好看见了其姐姐穿内衣裤躺在床上，当时在性冲动产生的同时，“胸罩、内裤+女性肉体=性冲动”，这个模式在小A脑海中形成了条件反射，此后，当去掉“女性肉体”这一“非条件”时，只要有内衣、内裤即能产生性的冲动。

如果在这个时候，家人能够关心小A的生活细节，是能够让他的这个不良的“条件反射”消退，但是没有。后来上高三时还有一次可以让这种不良的“条件反射”消退，就是那次高中的恋爱，并发生性关系，但是后来又不能和女朋友结婚，苦闷之下，又拿出了女友的内衣、内裤进行手淫达到性快感，这恰恰强化了“女性内衣、内裤即出现性快感”的这种条件反射。以后发生的事情，就是小A在不断地偷女性的内衣裤，不断地强化这种“条件反射”过程中，对自己的偷窃女性内衣裤的行为无法自制，甚至铤而走险。在行为主义心理学家眼中，“恋物癖”既然是通过条件反射患上的，也能通过条件反射消退，通过行为治疗，“恋物”行为是慢慢可以消退的，只不过是需要时间的。

作为家长应该学会如何预防孩子出现“恋物癖”。对此，心理医生建议：

（1）处理好恋母情结的转化：对于恋物癖等性偏好障碍的防治要从幼儿开始，尤其是处理好3～5岁时幼儿恋母情结的转化。比如母亲一方面不要过于溺爱男孩，另外在孩子面前强化对父亲优良品质的认可，否则如果过度溺爱而又在面前指责孩子父亲的不是，会阻碍男孩将对母亲的依恋转换为对父亲的认同。

（2）避免不良的性刺激：母亲在男孩3岁以后不宜与他同床共眠，不要在孩子面前穿着内衣，不要玩弄男孩的性器官，夫妻亲密行为尤其是性生活要避免让孩子看到。

（3）及时正确的性教育：在不同年龄阶段要根据孩子的心理特点进行及时正确的性教育，引导他们正确认识两性生理和心理的差异，消除对异性的过分神秘感。对异性的好感或爱慕甚至早恋不要一味地打压而要合理地引导。

（4）培养孩子良好的性格：要高度重视家庭环境对幼儿人格的影响。鼓励孩子努力学习，积极参加集体活动，培养良好的个性品质，如开朗大方、勇敢自信等。

（5）减轻孩子的压力：父母除了关心孩子的身体健康和学业以外，更要重视孩子的心理健康，形成亲密的亲子关系，并学会帮助孩子减轻各种压力。

案例二 一名卡车司机的爱好

案例介绍：R君是一个22岁的卡车司机，结婚没多久，自称婚姻尚美满。但有一天，当他太太从外面回来时，却发现了一件让她目瞪口呆的事：丈夫居然穿着她的衣服和鞋子，涂了口红和面霜，在房间里如女人般忸怩作态。被妻子撞见自己隐私的R君，其惊慌不亚于妻子。在一阵尴尬后，R君说他是一个“有病”的人，妻子鼓励他去看医师，而R君也觉得再这样下去不是办法，于是去寻求精神科医师的帮忙。

从外表上根本看不出R君喜欢做异性的打扮，因为他不仅从事非常男性化的工作——卡车司机，而且也喜欢举重、健身操等男性化的运动。但他心中却不时会产生一个隐秘的渴望——穿上女性的衣服，在镜前顾影自怜。

R君说，在他的记忆里，最早的一次经验是当他8岁时，看到姐姐的衣服放在床上，他好奇地将它穿上，然后站到镜前，欣赏自己在镜中的模样，觉得有一种快乐、安谧的感觉。以后一有机会，譬如家里没人时，就会觉得心神不宁，而必须偷偷穿上姐姐的衣服才能消除紧张的感觉。

15岁以后，穿上女性的衣服开始带给他性的快感，他会兴奋地手淫。而即使没穿女性衣服时，每次手淫也都伴有打扮成异性的幻想。后来到海军服役，在军中仍持续这种癖好，甚至自己到外面购买女性衣物，以备一时之需。

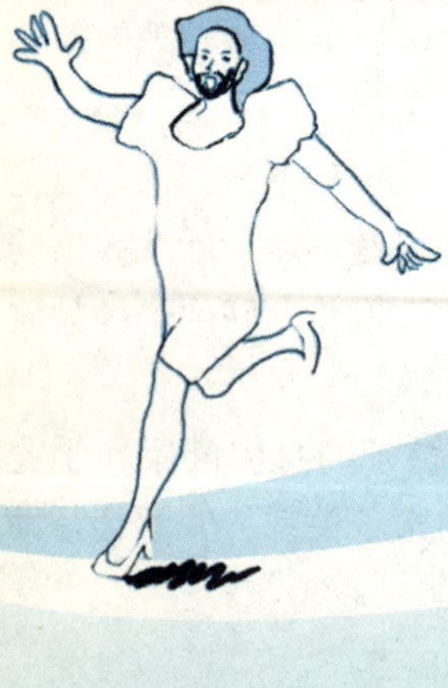

退役后不久，他就和现在的妻子结婚，性生活尚称满意，每星期约同房3次。他自知打扮成异性是不正常的行为，原本希望婚后会自行消失，但却好景不长，他妻子的衣物成了新的诱惑，于是不久他就又故态复萌，而趁太太外出时，穿上太太的衣服，用太太的化妆品，有两次

甚至就这样打扮成异性到公共场所露面。最后，此事做多了，终于被太太撞见。

案例分析：看了本例，读者朋友，你是否觉得R君与小A的行为一开始很相似？是的，R君在8岁时因为好奇，偶尔穿上姐姐的衣服，就感到愉快，也消除了内心紧张。在R君15岁时，正值青春期的性发育期，非常容易在感官刺激下出现性快感，尤其是看到女性衣服、触摸到女性肌肤或者贴身内衣，均能触发性幻想直至引发手淫以使自己能得到性高潮的体验；R君恰好在此时偷偷穿上女性的衣服在引起性兴奋的同时，伴随手淫产生性快感，这个过程依然是不良的条件反射形成的模式，只不过R君不光是恋女性的衣物，同时还要穿戴女性的衣物来满足自己的性兴奋，R君的这种幼稚的、不成熟的性心理行为模式，我们称为“异装癖”，又叫“恋物性异装癖”，属于一种性偏好障碍，如果及时给予心理治疗尤其是行为治疗，也能够取得很好的疗效。

从上述两个案例我们可以看出，儿童青少年期的心理发育对人的一生非常关键，在各种性心理萌芽时，我们成人不能回避，要及时地对孩子进行正确的引导与教育，否则在童年期及青春期形成不良的性心理行为模式，在成人后会表现出异常的心理与行为，尤其是留下异常的性满足方式。而且成人后有许多其他的精神障碍的病因，也都是在儿童少年期形成的。

案例三 一名男生的隐私

案例介绍：一名男生叙述道：“我今年16岁，照理说这时候的男孩最重视性隐私了，而我却总有一种想当着别人，尤其在女性面前赤裸的欲望。我不知道这与我小时候是否有关。很小时我在家从不穿衣服，有外人也无所谓。我和奶奶一起睡，她总是开玩笑，捏我“那儿”；直到四年级妈妈还会有时和我一起洗澡，从不介意在我面前暴露隐私……我似乎逐渐忘了它的隐私性一样，会有一种暴露的欲望：我会以够不着、洗不干净的理由让她为我洗澡，因为在她帮我洗澡时我会有一种莫名其妙的感觉，她也会答应；洗完澡光着身子和她一起看电视，理由是要把身子吹干。有一天晚上我一个人在家洗完澡在客厅看电视，还是没穿衣服，突然听到妈妈开门带了几位阿姨回来打麻将，我大脑一热，倒在沙发上假装睡觉，让妈妈当众将赤裸的我抱回房里。事后妈妈也没提这件事。总之能光身子的我就不想穿衣服，夏天就在楼上阳台裸着身子晒太阳，我喜欢那种什么都不穿的感觉，即便一个人在。我知道这当然不正常，可是我该如何去摆脱呢？”

案例分析：本例中，这名男性患的是一种叫做“露阴癖”的性偏好障碍，露阴癖在17～54岁之间均可发病，主要见于男性，国外偶尔也有女性患病的报道。

这名男生的“露阴”症状还算是“含蓄”的。经常听说和见到的露阴现象是患者常常在黄昏或不太暗的晚上，在街头巷尾、公园或电影院附近人不多的地方，也有白天作案者，常常选择树影下或站在住房的窗口、门洞等隐僻角落，当异性走近时突然暴露自己勃起的性器官，使对方惊恐不定、羞辱难耐，或耻笑辱骂，患者则从中感到性的满足，然后迅速离去。有的还伴有其他行为，如在露阴的同时与异性说淫秽话；或大喊大叫，同时伴有手淫行为；还有的试图与对方的手接触。有时两三种行为同时出现，但一般没有性暴力行为，不直接侵犯女性的身体，只是在对方的惊叫、厌恶和辱骂声中获得性满足。越是在大庭广众之下，受害者的反应越强烈，情景越紧张，冒险性越大，患者兴奋程度越高，有时甚至会哈哈大笑，手舞足蹈。

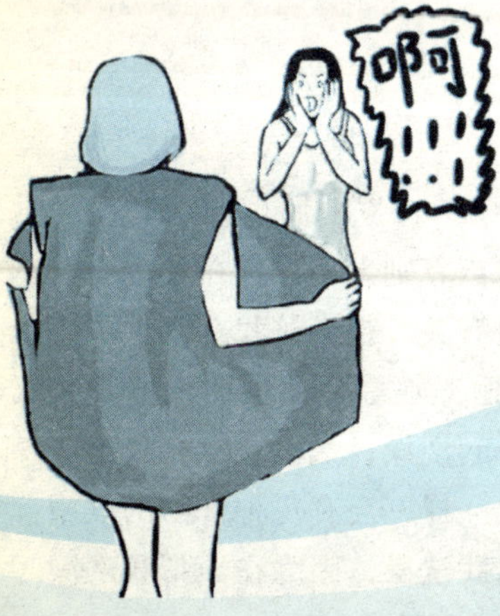

露阴癖患者的意识大都是清楚的，因此他们在事后往往很懊恼，特别是被人当作“流氓”抓起来后更是

羞愧难当后悔不迭。但面对露阴冲动时，又难以控制自己，常常是冲动战胜理智，反复出现露阴行为的现象。

一般来说，露阴癖的治疗效果与患者发作的次数和病史有关，首次行为即被发现并进行治疗和处罚的，其效果明显，行为次数越多，越难治疗。

心理治疗是最主要、最有效的治疗方法，常用的效果较好的心理治疗方法有针对“露阴”行为的“认知领悟疗法”。治疗师引导患者回忆幼年的有关生活经历，寻找露阴癖产生的根源，然后由浅入深地分析认识露阴行为的危害性及产生的机理，使患者认识到此行为是儿童时期性游戏行为的再现。幼年时与异性或同性小伙伴互摸外生殖器取乐，裸体或在异性面前炫耀生殖器，看异性成人裸浴或大小便等性取乐行为的性经历虽已忘记，但并未消失，还留存在潜意识中。成年后遇到重大精神创伤或性压抑，或由于个性拘谨，无力排解宣泄这些烦恼，便不自觉地用幼年的方式来解除和宣泄成年的烦恼，这是露阴癖产生的主要原因之一。少数自幼年起性心理始终未达成熟的患者，即幼年式的性活动始终未间断者，也应使其认识其行为的幼稚性。通过心理咨询，使患者认识到，成熟的性行为是以两性的生殖器性交来满足性心理的，这种以在异性面前暴露生殖器的方式来获得性心理满足的行为，是一种性变态的现象。在对自己的“露阴行为”有充分地领悟的情况下，大多数患者能使自己的性心理成熟起来，从而矫正性变态行为。

针对露阴癖好比较频繁的、无法进行自控的患者来说，也可以进行一些“行为疗法”，比如“厌恶疗法”，在治疗室中，当患者面对一些设计好的场景，而出现“露阴行为”的同时给予患者厌恶或者难受的刺激，比如“电刺激”或者诱发患者呕吐等方法，以便建立“露阴—痛苦”的条件反射，虽然方法有些独特，但是能够减缓患者的露阴行为。

案例四 男孩潜入女厕所

案例介绍：某日，一名上网的男大学生偷偷藏在女厕所内，利用镜子偷窥女孩入厕。该学生的行为被网管发现后，送交公安机关。据警方介绍，他们接警后赶到该网吧，这名张姓男大学生已经被网管等人控制住。据了解，网管发现张某突然去了女厕所，立即跟随，见到张某蹲在地上利用镜子偷看入厕的女孩。巡警将张某送交派出所处理。在派出所里，记者了解到，张某是长春市某大学大四学生，今年23岁，在校品学兼优，从小学起多次获“三好学生”等称号。据张某交代，他的女友最近和他分手了，他因此受到刺激，一时冲动犯下了错，他说这是第一次，并表示再也不会做这种事了。警方考虑到张某面临毕业，且此事件后果并不严重，只对他进行了警告。

案例分析：这个男大学生患上了一种叫做“窥阴癖”的性偏好障碍，“窥阴癖”与前述的“露阴癖”患者经常被人们认为是“耍流氓行为”，经常被公安、保安等安全执法人员带走。“窥阴癖”在全世界范围内几乎只见于男性。

“窥阴癖”的具体表现是以偷窥异性的生殖器官为性满足的手段，为达到此目的而不惜深入女厕所偷看女性入厕的过程，或者偷偷等候在女澡堂窗户边，偷看女性洗澡而获得性满足的行为。

那么，导致“窥阴癖”的原因有哪些呢？一般认为与下列因素有关：

（1）幼年时受到不良视觉性诱惑影响或不良的性经历，使性心理发育过程受阻。典型情况是患者幼年时看到母亲的裸体。或在青春期见到异性裸体或黄色照片。

（2）偶然的窥阴行为与手淫相结合的不良影响，以后通过手淫的反复加强而固定下来。

（3）色情文化的影响。

（4）智力缺陷或者性方面的压抑亦可导致窥阴癖。

窥阴癖的治疗方法有哪些？对于窥阴癖患者，一般可采用心理矫正、行为治疗及药物对症综合治疗的方法。

（1）认知治疗：首先应使病人树立正确的性道德和性观念，树立战胜疾病的信心。要加强法制教育，增强自控能力，克服变态心理。

（2）行为治疗：使用厌恶条件反射治疗法，也可配合精神厌恶刺激形成厌恶条件反射。

（3）药物疗法：由于性变态病人常有强迫冲动，目前较理想的药物是氯丙咪嗪，应在医生指导下应用。

（4）转移兴趣：积极参加文体活动和适当的劳动锻炼，诱导回忆个人幼年性心理发展过程中所遇到的问题，进行现实的反省，从而纠正变态的心理。鼓励病人把性兴趣转移到正常的活动中去。

案例五 摩擦嗜好严重困扰着他

案例介绍：30岁的周先生是一名公务员。在别人眼中，他性情温和，工作认真负责，能力很强，深得领导器重，和同事关系也非常融洽。照常理，他前途无量，应该神采飞扬，乐观自信才是。可恰恰相反，周先生非但不快乐，反而郁郁寡欢，下了班，便生活在惶恐不安中。原来，他心中藏有一个鲜为人知的秘密。据周先生讲，他20岁那年，一次乘公共汽车，车上人多拥挤，他的手不小心碰到了旁边一个年轻女孩的胸部，当时他感到有一种说不出来的兴奋。那种从未有过的快感令他久久不能忘怀。从此，他就迷恋上了那种感觉。他常常利用乘坐公共汽车、逛商场、看电影等人多的场合，混入其中，用手臂去碰撞一些陌生女子的胸部，或以下身在异性臀部上摩擦顶撞，以此获得快感。有时被人发现，遭到痛骂甚至殴打，他心里虽然感到惶恐，但仍旧不改，反反复复出去“作案”。他本身也知道这是一种违反社会道德的行为，并很想控制自己，但每次这种欲望出现的时候，他总是难以克制。他回忆，自己从小生长在一个普通工人家庭，父母关系一直不好，整天吵架。7岁时，父母离了婚，他随母亲一起生活。母亲对他要求严格，整天督促他好好读书，很少让他出去玩耍。有次他在电视上看到一对男女接吻，问母亲是怎么回事，母亲告诉他那是流氓行为，会遭人耻笑和唾弃。从那以后，他对性方面很是反感，从来不敢和女生接触。长大后，虽然他知道那是正常行为，但面对异性仍然采取回避的态度。25岁那年，经人介绍，他和妻子结婚成家。

夫妻感情一般，在妻子面前，周先生完全是一个正人君子，一起出去逛街总是老老实实，规规矩矩。妻子从来不知道他的“摩擦嗜好”。他每想到自己那种异常行为，总是感到非常惭愧、自责和痛恨自己，可又无法克制。他希望医生能帮助他走出泥沼，成为一个正常的人。

案例分析：周先生的这种行为称为“摩擦癖”，属于性偏好障碍的一种。大多数“摩擦癖”患者是由于少儿时期生长在性知识封闭的家庭环境里，由性压抑的经历导致。因为性心理发育受阻，偶然机会与异性的身体接触，条件反射产生快感，成年后仍用儿童式的性行为来获得性快感的满足，成为一个摩擦癖者。“摩擦癖”几乎只见于男性，多在聚会、拥挤的市场、公共汽车等地方出现，伺机“摩擦”而获得“快感”。严重的患者还伴随在摩擦时射精等症状。

摩擦癖患者与一般流氓是有区别的，他们并不是道德败坏，而是一种心理问题，需要进行心理治疗，靠一般的批评教育或者责骂惩罚，都无法纠正其行为。

本例中，周先生回顾自己的成长过程提到，在他儿童时期，母亲对性方面知识的回避和错误教育，是导致周先生这种摩擦行为的根源。周先生需要认识到，自己这种喜欢“摩擦”的行为，是用儿童期的方式来发泄成年期的性欲，是一种幼稚的、不成熟的行为。当对自己的行为有了正确的认识后，他才能努力去克服这种行为。此外，可以使用系统脱敏法、厌恶疗法、支持疗法和咨询疗法去纠正，必要时要配合药物治疗。当然，这是一个漫长的过程，关键是他本人必须有信心和恒心，才能摆脱摩擦癖，做一个正常的男人。

案例六 痛并快乐着——阿兰与丈夫的“痛快”性生活

案例介绍：外嫁女阿兰身上累累的伤痕无意中被母亲发现了，妈妈为此心痛不已。起初她还以为是小两口打架的“后遗症”，还准备向新女婿兴师问罪呢。谁知经过再三追问，事情的真相竟令她惊得目瞪口呆，原来那些暴力行为是她女儿在过夫妻生活时所乐于接受的，并认为只有这样做才“够刺激”“够味道”。母亲越想越不对劲，怀疑女儿有性心理方面的障碍，于是陪伴她去看医生。经过耐心地交谈，医生从她身上竟意外地牵出另一位性心理障碍患者——其夫李先生的一段隐情：李先生是国内名牌大学毕业的电脑工程师，原在西北工作，尽管他个性内向孤僻，但技术在当地却堪称一流，3年前下海，经过努力拼搏、苦心经营，终于在广州拥有了一家自己的电脑公司。李先生凭着工作条件和技术优势，在闲暇时常在网上纵情遨游，尤其热衷于“拳头加枕头、热血伴温柔”的场面，或醉情于“舐粪喝尿、针刺、切割乳房”的黄色网站，以致越看越上瘾，陷进“不可一日无此君”的痴迷境界，成了一条不折不扣的“网虫”！

在事业蒸蒸日上时，李先生的感情生活却搁浅，女朋友谈一个“崩”一个，继同居女友与其分手后，结婚不足半年的妻子也坚决与他离婚了。外人对此一直大惑不解，直到阿兰今天的一席话才道出事情始末：原来其夫李先生在性生活时对她五花大绑、恣意抽打，而且越激烈越过瘾——这叫普通女子如何忍受这种“与狼共舞”的残酷？

但世事有时难以预料，“跛脚鹩哥自有飞来蜢”，直到李先生认识了阿兰之后，“互补”的需要才使婚姻稳定下来。

案例分析：本例中，阿兰的丈夫李先生患了一种略显特殊的性偏好障碍——性“施虐淫癖”。该病主要的特点是反复地以虐待异性作为获得性满足的行为。这种虐待是指可以致伤的或精神上受到严重侮辱的虐待，而所产生的性满足常常超过性交所获得者。施虐的一方绝大多数为男性，国外报道也有少数女性。

有时，我们还可以见到以受到虐待行为而作为获得性满足的人，称为“性受虐癖”。这一类人可见于男性和女性。他们常请求别人对其施加疼痛刺激，作为满足性欲的屡用与偏爱的方式。较为罕见的一种情况是：性爱双方均有施虐淫癖和/或受虐淫癖，此时一方（无论男女）为施虐，一方为受虐，并同时进行性行为，从而两者都从施—受虐行为中获得性快感。

需要注意的是，这种性行为的偏离，已经涉及暴力行为，已经构成危险的性犯罪行为，因其对社会危害极大，各国都设立严刑峻法，对其严惩不贷。另外，如果是作为性生活前奏的“打”情“骂”俏，因为不引起精神和肉体伤害，所以不属于施虐或受虐。作为性爱生活的前戏，性爱双方有时在激情下可以进行一些轻度的用牙齿撕咬对方的行为，也不应作为“病态”看待，但是凡事不能超过一定程度，如果前戏行为引起对方不适，还是应该适可而止。

案例七 以流氓罪被捕的“恋尸癖”张某

案例介绍：以迷恋与尸体（尤其是新近死亡的尸体）性交作为获得和满足性生活的方式的一种性心理障碍。相对罕见，但国内外均有报道。我国法律规定，恋尸癖应该负有完全法律责任。

张某，男，27岁，小学毕业，农民，未婚。近10年来，张与一位有夫之妇Y同居，因家人及朋友的反对而逐渐与Y疏远。3年前无意中听说一位以前认识的女性W死亡，就趁机溜入停尸房，触摸女尸的乳房及阴部获得性快感。待W被埋葬（死后第四日），又去掘墓奸尸。此后3年中，先后掘墓7处，日落而作，日出而息，钻入墓穴或移尸于地面，实施奸尸。被凌辱的死者多系青年女性，未婚2人，已婚5人；年龄最小者18岁，最大者34岁；奸尸距死亡时间最短3.5天，最长冬季达35天；距埋葬时间最短1天，最长8.5天。引起周围农村地区的社会不安。面谈时智力正常，回答清楚。称自己掘墓奸尸“对社会上的人带来痛苦与恐慌，给国家造成了极大的耻辱，对不起党及政府，对不起死者家属……”在说到病情演变过程时，强调在17岁时与Y女性发生男女关系遭受挫折后，无意间开始奸尸，此后常有目的地打听哪里有年青女性死了便趁机去奸尸。谈到感受时称："死尸只不过是不说话，不动弹就是了，与之性交时仍能射精，有时比活人还好。"

案例分析：本例中，张某患上了较罕见的性偏好障碍——"恋尸癖"，一种以嗜好与女尸发生性关系的变态行为，多发生于与尸体常有职业性接触的人群中，如太平间、殡仪馆的工作人员之中。未婚青年、残疾人、酒徒及丧偶的老年人等，缺乏正常性生活机会的男性中，偶尔发生不足以建立诊断。对刚死的年轻女性的奸淫行为不一定有性心理障碍。

本例多次作案，通过奸尸获得性的满足，自称有时比活人还好，诊断为恋尸癖。由于作案后抛尸荒野，衣服狼藉，给死者家属带来极大痛苦，对社会治安造成严重威胁，后被按刑事案件处理。

有人问：恋尸癖的患者难道不害怕吗？他们还真不害怕，这类患者多数曾经在第一次有性兴奋或者性行为的时候，遭到女性的拒绝与呵斥，加之性格比较内敛，不能正确地抒发自己的不快，偶然的机会，接触到女尸后，产生与女尸性交的念头，初次事成之后，感觉"女尸不反抗，顺从"，因而逐渐成瘾，并且觉得这种性行为很"安全"，"不会触犯法律"等等，因此铤而走险、反复作案。

"恋尸癖"与"奸尸"看似形同，其实是两回事；恋尸癖尽管要负法律责任，但是仍然是一种性心理障碍；而"奸尸"这种行为自古有之，且只是为了发泄所谓的"愤怒"，因而是违法行为。

案例八 一同性恋的恋兽行为

案例介绍：以迷恋与动物性交作为获得和满足性生活方式的一种性心理障碍。国内外均有报道，兽交癖者经常受到动物保护组织与社会舆论的道德谴责。

刘某，男，30岁，初中文化。自10岁起嗜好摸男孩的阴茎，自感舒服，甚至上课时还摸。12～13岁时，开始手淫，此后一旦产生要摸对方的阴茎或手淫的念头时，无论如何也要达到，否则难以忍受。由摸到对方阴茎勃起时自己就得到一种满足，逐渐发展到摸到对方阴茎勃起后射精时，自己的阴茎也勃起并有精液流出。此期间曾和母鸡交媾过好几次，达到一种性快感。15～19岁，在部队曾摸过几个人的阴茎被告发而复员。20～27岁先后与同性同事数人在一起同居过，其中时间最长者长达5年，最短者也有11个月。因被同性伴侣告发以“同性恋限定责任能力”而被判有期徒刑3年，因在狱中表现好提前释放。获释后，手淫频繁，同鸡交联。除上述情况外，长期以来工作、学习一如常人，生活完全自理。

案例分析：此例为一同性恋，并伴有“恋兽癖”者。本例符合“在正常的生活条件下（即不是在与异性隔离的特殊环境，如军队、海上、监狱、寄宿学校中），对同性成员持续表现性爱倾向，同性成员对其具有吸引力”的描述性诊断，因此诊断为同性恋。二则本例与母鸡的交媾属于恋兽行为。

与动物发生交联行为常见于农牧区，禽类有鸡鸭鹅，兽类有狗、羊、牛、马，成年长期有此嗜好者称为恋兽癖，童年与偶尔为之者不认为有问题。

案例九 美国5岁女童被生母卖给恋童癖后惨死

案例介绍：家住在美国北卡罗来纳州费耶特维尔市的5岁女童莎尼娅·戴维斯在失踪近10天后被警方发现已经死亡。警方称莎尼娅生前被亲生母亲安托瓦妮特·戴维斯卖给了恋童癖团伙，但目前不能确定莎尼娅是否因遭性虐待而死亡。报道称，莎尼娅自小父母离异，此前她一直跟父亲布拉德利生活在一起，但最近布拉德利要搬家换新工作，于是就在2月前将莎尼娅送去其生母安托瓦妮特那里寄养一段时间。然而到了半月前，安托瓦妮特向警方报告称莎尼娅失踪不见了，联邦调查局探员遂在全州范围展开搜索。可是警方在仔细询问了安托瓦妮特之后发现，她所讲述的故事漏洞百出，不少情节根本对不上。

而这时，警方又在离费耶特维尔市几十公里外的一个汽车旅馆中发现了失踪的莎尼娅的踪迹——旅馆的一段监控录像显示，莎尼娅被一个黑人男子抱着上了电梯，从此之后再无她的踪影。终于，在警方和联邦探员强大的攻势下，安托瓦妮特承认正是她将自己的亲生女儿卖给了专为恋童癖“服务”的团伙，而且她深知女儿“莎尼娅将会为那些恋童癖者提供性服务”。安托瓦妮特的一番说辞令警方大为惊讶，更令莎尼娅的父亲布拉德利当场崩溃，泪流满面。莎尼娅同父异母的妹妹谢亚妮告诉记者，他们都不相信安托瓦妮特居然能对自己的亲生女儿做出这种事情，“她看上去真的是一个很善良的女人，她虽然不常来看望莎尼娅，但是……她性格真的很好，对我们大家也都很好”。目前，警方已经逮捕了最后与莎尼娅一起出现在汽车旅馆的男子马里奥·麦克尼尔，但是警方表示现在只打算以绑架罪对其进行起诉，至于他究竟有没有犯下猥亵儿童或谋杀罪还有待调查，而母亲安托瓦妮特则将面临倒卖人口和卖淫两项重罪被起诉。

案例分析：“恋童癖”是以儿童为对象获得性满足的一种性偏好障碍。指反复多次通过与青春期前儿童（一般在13岁以下）的性生活来激起性幻想、性渴求或性行为。恋童症者年龄在16岁以上，且至少比儿童大5岁。恋童行为包括手淫或抚摸、玩弄生殖器，有一半以上的案例有实质性性交，有时由于阴茎强行插入会造成孩子的损伤。这种损伤与施虐造成的损伤不同，相对要轻许多。而施虐症是以损伤为目的，造成的伤害要大得多。

本症仅限于男性，起病于青少年期。受害者2/3是女孩。此种性变态行为的患者以男性多见，女性极为罕见。受害者为女孩或男孩，年龄多在10～17岁之间，也有小至3岁以下的。学术上，它产生于19世纪末，但在西方公众话语中的出现，则基本上是从20世纪70年代末才开始的。20世纪90年代以后，随着打击网络恋童癖色情犯罪的热潮，它逐渐成为公众话语中最为重要的一个伦理话题。

恋童癖的原因探索。恋童癖主要是由于后天心理发育不正常造成的，其原因归纳起来有以下几点：

（1）心理因素。爱恋儿童，留恋童年时代。对儿童表示关注，本是人的一种普遍行为，其心理也是无可指责的；但这种行为和心理如果超过了一定的限度，作为一种观念在头脑中固定下来并控制人的行为，便成了恋童癖患者。

（2）社会因素。有的人因为在工作、生活中，人际关系不好或受挫折，便觉得人心难测，与成年人打交道要费尽心机，因而感到很疲劳、紧张、可怕，而与儿童交往则无需费多大周折，动多大脑筋。时间一长便对成人间的人际关系感到厌倦，而把兴趣转到了儿童身上。

（3）家庭因素。家庭不和睦，夫妻感情不好，使之对成年人间的性生活失去兴趣，而把对象转向儿童。

（4）性格缺陷。由于性格胆怯、懦弱，缺乏应付危机的能力，当遇到意外的重大精神打击时，如妻子有了外遇而被发现了，不能勇敢地面对现实，希望返回到童年。于是把心思转到小女孩身上，在心目中把小女孩幻化成两种形象：一是恋人，一是母亲。

（5）其他原因。有的则是因为智能发育迟滞、慢性酒精中毒、残疾、年老或其他脑病，而接触正常成年女性的机会很少，故将满足性欲的对象转向儿童。

恋童癖患者的行为表现为他们对成熟的异性不感兴趣，只以儿童为满足性欲的对象。患者主要追求的是心理上的性满足和性快感，因此，他们常常通过窥视或玩弄儿童的生殖器来达到性满足，性接触往往未达到性交的地步就终止了。但随着时间的延长，这种接触的次数增多，心理满足便会演变成生理满足，即出现性交要求、玩弄儿童、折磨儿童等行径。此外，在恋童癖患者中有同性恋倾向的与有异性恋倾向的患者之间存在着较大的差异。有同性恋倾向的患者中，大多是已婚的，而且他们更喜爱一个年龄较大的对象，即12～14岁的对象；而有异性恋倾向的恋童癖患者更喜爱7～10岁的儿童，甚至认为自己是受害者，他们与其说是倾向于情欲高潮，倒不如说是更倾向于看和摸。这类患者大都是阳痿患者，如果射精的话，也是通过露阴癖、窥阴癖、手淫来实现的。

恋童癖分为以下3种类型。

（1）固定型。这类患者对成年男女不感兴趣，只愿与儿童交往，并且只有在与儿童交往时才觉得舒心。他们猎取的对象一般都是很熟悉的，如邻居家、朋友乃至亲戚的孩子。首先是与这些孩子玩耍，带她们看电影、逛公园、买东西给她们吃，获得孩子的信赖，与孩子建立起友谊，进而才发生有关性方面的接触。

（2）回归型。这类患者表面上看起来与常人无异，能与他人建立良好的人际关系，有过正常的异性恋史，甚至已结婚成家。但是，当家庭、学习、工作等方面出现压力或遇到重大精神刺激后，便恢复了不成熟的性表达方式。这类患者猎取的对象都是不熟悉的儿童，其行为带有冲动性，同时还伴有酗酒的现象。

（3）攻击型。这类患者的攻击对象主要是儿童，他们由于各种原因而存在一种攻击心理，想借助于折磨儿童而发泄出来。根据以前的研究结果报道，他们往往用各种残忍和险恶的手段来接触儿童的某些器官，还强迫男童满足他们的各种下流要求。这类患者与施虐狂很相似，他们追求的不是正常的性感，而是通过不正常的性行为来发泄畸形的感情。

相关知识链接与思考

1.什么是性心理障碍及其分类？

人的性活动，从生物学的角度来说，是以指向异性，发生性器官接触，达到繁衍后代的目的，这是与其他动物共同之点。但是，作为高等动物的人，不知从什么时候起，生育已不是每次性生活的目的了，而指向异性、进行性交仍是绝大多数人的性活动过程。凡是不符合这一过程而又没有性器官解剖生理缺陷的就被称为性心理障碍（或称性变态、性欲倒错等）。性心理障碍大多病因未明，有一些与少年儿童期的生活经历有关。治疗大多困难，近年来使用行为疗法，有时可以好转。

精神医学将性心理障碍分为3大类。一为性取向障碍即同性恋；二为性偏好障碍，即本章重点介绍的性心理障碍中的一种；三为性身份障碍主要表现为易性癖。

2.发生性心理障碍的原因及预防?

从上述个案我们可以看出，童年及青少年时期的性心理发展与各种性心理障碍的形成有以下原因：

（1）在“性别分离期”教育方式有误：男孩/女孩角色的性别分离期一般在3～4岁，在这个时期如果进行错误引导，极容易给成年后留下性心理障碍的阴影。这个时期家庭必须正确引导，不应拿儿童当“玩具”，如给女孩穿男孩式样的衣服，给男孩穿女孩式样的衣服，包括平时生活细节如洗澡、更衣、上厕所等等，在这个时期就要慢慢强化性别角色。

（2）在性朦胧时期没有正确引导：6～10岁是性朦胧期，在此期间儿童由于好奇，容易模仿成人之间的亲密行为，使得性经验甚至性行为提前出现，对以后身心发展产生了极大的影响，如果随着身心发展，个体对性的好奇而受挫，那么就容易出现性的偏转。

（3）对性的好奇心理受挫：青春期早期至18岁成年期之间为性心理萌芽期。在青春期早期，身体的第二性征逐渐成长、成熟，对环境中的性爱现象如电影、电视剧、小说中的亲昵情节，以及耳闻目染家庭成员的亲密行为，个体对性爱现象容易产生“跃跃欲试”的心理，感觉好奇、有趣，甚至能引起性兴奋。甚至青少年直接询问家长，性到底为何物？此时，有些家长觉得丢人现眼，或者回答不知道，或者不允许孩子问这一类问题，而不是从正常生理学以及心理学的角度去回答问题，孩子极有可能出现性的偏好以及性的趋向等问题。这样看来，家长学习一些生理学、心理学的知识很有必要。

3.各类性心理障碍的表现

较常见或较常提到的性心理障碍表现有以下几种：

（1）性别认同障碍或性身份障碍，也即性别转换症，他们自我意识的性别或心理性别与其生物学性别恰恰相反，于是强烈要求医生为其改变身体的性别，否则具有强烈的自杀或自残倾向，医学上称为“易性癖”。国际疾病诊断分类手册第十版对易性癖的描述如下：向往异性的生活方式，伴有对自己性解剖特征的厌恶或不适感，希望进行外科手术或激素使自己与所偏爱的性别一致；要求转化性别的欲望至少存在两年以上，排除了遗传变异、性染色体异常或雌雄间体，排除了其他精神障碍如精神分裂症。

（2）性取向障碍，也即同性恋，即性心理的指向对象发生异常。正常情况下，性的对象应该是异性人，以同性作为性对象，称为“同性恋”。由于大多数同性恋者具有良好的自我协调能力，他们不承认自己有病或有错，所以也不会求医和求助。只有少数同性恋者痛恨自己的行为，但又缺乏自我协调能力，于是处于严重的自责与心理冲突之中，或在社会舆论的谴责或压力之下具有求治愿望。

（3）性偏好障碍，也就是性欲倒错，主要表现为性对象异常和性满足方式异常。表现为采取许多奇特的、非正常性行为的方式来满足自身的性要求，以达到性满足。有的是以异性衣服，如胸罩、头巾、发夹、女性内衣、短裤等作为满足性欲的对象，称为“恋物癖”；有的则以动物为性交对象，称为恋兽癖；有的则以女性尸体为发泄性欲对象，称为恋尸癖，恋尸癖可能为恋物癖的变形；有的以幼童为性爱对象，通过对幼童（无论同性、异性）进行强奸、猥亵而获得性满足，称为“恋童癖”。有的在不认识的女性面前突然暴露阴茎，但无侵犯行为,称为露阴癖；有的则在公共场所人多拥挤的情况下，用阴茎摩擦女性身体以射精，称为摩擦癖；有的则是穿女性服装，戴胸罩、涂脂抹粉招摇过市，称为异装癖；有的则在浴室、厕所、窗口偷看女性赤裸的身体或性活动，称为窥阴癖；有的则是以淫猥语言使女性窘迫，而达到性满足，称为淫语癖；有的则是在性交过程中通过暴力行为得到性满足，称为性施虐癖；有的是在性交过程中接受性爱对象的暴力行为而得到性满足，称为性受虐癖。他们的问题不在于其性偏好偏离正常有多远，而在于缺乏正常的性追求和性行为方式。

4.对性心理障碍的如何认定？

目前国际上对性心理障碍的认定有变态心理学标准以及社会伦理文化标准。在我国，对性身份障碍如“易性癖”是同国际接轨的。对性偏好障碍中的恋物癖、恋尸癖、恋兽癖、异装癖、露阴癖、窥阴癖、摩擦癖、性施虐癖与性受虐癖与国际观点相同。对“恋童癖”“淫语癖”与国外观点不一致，我国不认同这两种行为是病态。对性取向障碍中的同性恋现象，我们将在后面篇幅进行详细讨论。

5.性心理障碍对个体的影响？

无论是哪种性心理障碍，如果不及早进行心理干预，听之任之，那么肯定影响正常的社会生活与家庭生活，也不利于患者正常、正当的性行为的释放。严重的性心理障碍不单对自己、对家庭，还对社会造成无法挽回的伤害。因此，面对性心理障碍，及时进行心理咨询，纠正偏差的心理与行为，才是正确的解决途径。

6.各类性心理障碍的治疗？

（1）性身份障碍的治疗：性身份识别障碍，主要是因为生理上及心理上的原因。如果是生理上的原因，可以到医院进行诊断治疗。如果是心理上的原因，则应该找专科医生进行心理治疗，进行正确的引导。如果是二者兼而有之，则比较麻烦，除了要进行生理上的治疗外，还要进行心理上的治疗。具体见后面内容介绍。

（2）性取向障碍的治疗：详见同性恋部分。

（3）性偏好障碍的治疗：对性偏好障碍的治疗通常比较棘手，因为患者通常对变态性行为安之若素，缺乏求治动机，更难持之以恒地坚持治疗。治疗方法以心理治疗为主，行为治疗及动力心理治疗都可采用。近期疗效尚可，但不少患者后来又故态复萌。药物治疗常采用抗雄性激素类药物，但其作用只是全面抑制性欲，而不能消除变态性行为，一经停药，病人很快又重蹈覆辙。国外曾有医生应病人要求而给病人施行阉割手术，但结果表明并不能从此戒除变态性行为。

对在性偏好障碍中比较常见的恋物癖患者，由于医学界还没有专门针对治疗它的特效药，采用单一的药物治疗或单纯的心理治疗，但效果并不理想。有学者根据国内外研究和临床实践经验，提出恋物癖的治疗最佳方案是综合性治疗方法。即在临床上用药物（非抗精神病药）控制异常的性冲动并改善情绪，作为治疗的基础，并在控制异常性冲动之后采取心理治疗、家庭治疗、行为矫正等方式。

7.花木兰是异装癖吗？（着异装都是异装癖吗？）

“唧唧复唧唧，木兰当户织。……”一首《木兰诗》引起了多少女儿的“巾帼情怀”。但在军帐中12年，木兰一直身着男装，她是否就属于性心理障碍中的一种？就此，我们就引出这样的问题：是否着异装的就属于一种性心理障碍？其实，这要分情况而定。对于像花木兰这样的，仅仅是着异装的，她不属于异装癖或其他的性心理障碍。这是因为：首先，她男扮女装的打扮目的是为了“代父参军、杀敌报国”；并非是为了获得性的快感和满足；而且花木兰在自我对其身份的认同也没有变化，依然认为自己是女儿身，当花木兰的目的达到，战争胜利结束后，花木兰回到家乡，自动回归了女子身份。在现实生活中，我们可能会看到许多这样的状况。如古代女扮男装进京应考；现代女扮男装回家看自己的孩子。着男装成为一种对自己的保护，但这类人并没有用这样的装扮体验性快乐和满足，也没有对自己的性别身份产生错误的认同。

但是，也有一部分着异装的，属于某种性心理障碍。如同性恋者、易性癖者或异装癖者。同性恋着异装是为了吸引同性对自己的关注，便于自己进行同性恋行为；易性癖者就是对自己的性别身份产生识别错误，本来是生物学男性或女性，他或她将自己定义为异性，故而着装也为异性；而易性癖者就是为了获得性的快感和满足而着异装。

8. “伪娘”是否属于性心理障碍?

凭借着“洛丽塔”造型，一个个如假包换的“美女”随着“快乐男声”的评选红遍网络，引爆了最热门的伪娘风潮。刘著，2010年中国快乐男声走红的四川音乐学院的学生，当然是个男孩子，因报名时着烟熏妆，穿蓝色丝袜和高跟鞋而引起关注。他的出现，掀起了伪娘热潮，网友称刘著为“伪娘”。一时间，伪娘贴吧、《伪娘化妆术》《伪娘STEP BY STEP教程》在网络上迅速蔓延。伪娘让诸位看客或惊艳，或雷到外焦里嫩的同时，也让人越来越想不明白：男人还是女人？这个貌似极其简单的问题，如今却成为拿不准的难题。

“伪娘”一词来自日本，指的是本是男儿身，但容貌、穿着、动作、声音等各方面都像极了女孩。它的定义：天生拥有接近于（几乎是）女性的相貌、身材，同时拥有男性与女性魅力（在女性眼中拥有男性魅力，在男性眼中拥有女性魅力）的男性人物。实际性别：男，扒掉公主裙和吊带袜，伪娘从里到外依旧是堂堂正正的真汉子。外观：美貌女性。伪娘外表必须貌似女性。主观：男性，伪娘从主观上对于自己是男性的事实是肯定的，而且性取向也跟男性没有区别（主观是划分人妖和伪娘的重要一点，也是区分易性癖的主要一点）。

的确，在变态心理学的界定和划分中，“异性扮装癖”说的是通过化妆或是着装成为异性，从而获得身心上的满足。直观地听上去这的确有点像“伪娘”的行为做派，但究其心理原因，和变态却是丝毫扯不上关系的。理由很简单，大多数伪娘们男扮女装的目的只有一个，那就是吸引眼球获得关注。而走上那个布满聚光灯的作秀舞台，回到生活中，伪娘们也大都没有所谓的性别认同障碍，甚至有的还不乏阳刚之气。

从尊重人性的角度来说，“伪娘”的出现说明了社会的多元化，每个人都有权利选择自己的生活方式，如今快男里出现的伪娘跟梅兰芳一样，他们都说只不过在舞台上才换女装，所以请那些表示担心或恶心的人少安勿躁，与其去侮辱，不如去欣赏伪娘的美。

“伪娘”在国外的选秀节目中早已司空见惯。很多选秀节目中，对“伪娘”不能简单地定义，看似相同的外在行为，可能有不同的心理原因。有一种是他本身性取向正常，但为了迎合某种审美倾向或者吸引眼球进行炒作等男扮女装，这种是大众眼中的“伪娘”；还有一种就是跨性别者，内心不认同自己的性别，也称为易性癖（这在后面内容中会谈到）。

这种人群在心理上是女性，而在生理上是男性，这就是心理与生理性别刚好相反的情况。他们有一个共同特征是：对自己的生理性别不认同，打扮成异性的装束，有改变性别的要求。刘著就是如此，他穿女生的衣服觉得很舒服，穿男生的服装却不自在。

在我国，易性癖目前暂时被认为是一种心理障碍，而在西方国家，易性癖被认为是正常现象，或者称之为特殊群体。法国卫生部发布消息表示，易性癖在法国不再被认定为是精神疾病，法国正式将易性癖从精神疾病的名单上剔除。据介绍，易性癖是指从心理上否定自己的性别，认为自己的性别与外生殖器显示的性别相反，而要求变换生理的性别特征，属于性别身份识别障碍。男女都有，以男性较多，男女比例约为3：1。一般来说，易性癖不算是患了心理疾病，这一群体也很少求助于医生。

同时，舞台上的反串和易性癖不同，要区别开来。鲁迅曾经说过，中国最伟大最永久的艺术就是男人扮女人。中国传统戏曲有反串的传统，比如男旦造就了很多大师级戏曲家，如梅兰芳。如今比较有名的反串演员有李玉刚。2010年“快乐男声”集体出现的伪娘，除了刘著，基本都是反串演员，他们都具有正常男性心理特征，只不过在舞台上扮成女性而已。

150多年来从京剧发展的历史长河来看，男旦一直是活跃在京剧舞台上的历史现象。其中比较著名的如梅兰芳，还在国际舞台上获得了声誉，成为世界三大艺术表演体系之一。男旦演员创造女性角色的最大特点是力求神似。如果一味在模仿女性的一言一行、一招一式上下功夫，必然会造成矫揉造作的“娘娘腔”，也就会大大减弱观众的审美情趣。梅兰芳的成就最突出，他唱腔甜美，表演细腻，所以爱梅的观众特别多，观众爱梅不是爱梅的女性化，而是爱他在艺术上所创造的女性角色。据说梅兰芳访美初期，有人怀疑他是个有异性模仿欲的人。后来报刊不得不发表专栏，强调梅兰芳在各方面都很正常，是个有妻子儿女的人。以后美国戏剧界才逐渐认识梅派的艺术价值。如美国戏剧界、艺术评论的权威司徒克·扬说：“梅兰芳没有企图模仿女子，他旨在发现和再创造妇女的动作，情感的节奏、优雅、意志的力量、魅力、活泼或温柔的某些本质上的特征……他扮演旦角只是力求传达女性特征的精髓连带所有的优美、深刻的感情、温柔和力量的节奏。”

李玉刚不是（至少现在还不是）男旦演员，不能以戏曲艺术的标准来衡量和评价他的表演，李玉刚的表演是一种综合性的歌舞表演，他的最大特色当然就是以男身扮女角。在这一方面，李玉刚决不是第一个，在我国历史上一直有女扮男装的做法。我国改革开放以后，李玉刚也不是第一个男扮女装的人，胡文阁算是第一人。不过，胡文阁最终没有在“易装”这一方面继续下去，也没有引起太广泛的社会影响。李玉刚则不然，他不但因此名声大噪，但“易装”并不等同于“易装癖”，他们都具有正常男性心理特征，只不过在舞台上装扮成女性而已。

所以，“伪娘”是一种社会现象，国外有之，国内目前更甚。伪娘是否属于性心理障碍？我们认为要依情况而定，伪娘与异装癖有相同点，即伪娘也是男扮女装、招摇过市；但是伪娘不同于异装癖之处的是：伪娘，目的只是为了演出、娱乐，这不属于性心理障碍，因为在身着女装的过程中，伪娘并没有伴随性快感与性的满足。尤其是伪娘团的表演，更不能说是病态，只是一种在当前文化背景下的一种社会现象而已。而且，美与丑、好与坏，在不同人群的眼中各有不同的标准，美与丑、好与坏与是否有性变态确实是两种不同的概念范畴。但是，伪娘不是性心理障碍，不代表伪娘今后不患性心理障碍，既然他们是普通人，那么就有可能患各种疾病，当然也包括性心理障碍。

9.喜欢裸体就是有露阴癖吗？

喜欢裸体是一种习惯，也是一种文化；喜欢裸体的人包括很多，如“裸泳”“裸睡”，单身男女在家中“自由”裸体，这些都是有相应的文化基础与背景的，只要其裸体的目的不是为了获得性满足，就不是露阴癖。

而露阴癖的患者露阴的目的主要是要让在异性看到的过程中达到性快感与性满足，几乎仅见于男性。患者周期性的出现强烈的露阴欲望，常不分场合，向陌生异性显露其生殖器，可以伴有手淫。通常没有进一步的性侵扰行为，这是诊断露阴癖的重要依据。如果伴有强奸企图，猥亵（如触摸、拥抱）行为，就已经触犯到刑法。

许多老年器质性精神疾病，如慢性酒精中毒，脑动脉硬化或老年痴呆，由于智能降低，人格改变，出现不修边幅，衣冠仪态不整，不顾羞耻，此时当众出现阴部外露，不论是出于幼稚的色情挑逗，还是出于生活不能自理，一概都不诊断为露阴癖，而属于器质性痴呆的表现。

10.观看淫秽录像就一定有窥阴癖吗?

观看淫秽录像是一种不良的社会现象，观看者试图通过观看录像、电影中男女的性爱“表演”而获得“性满足”“性技巧”；窥阴癖则是通过偷看现实生活中女性洗澡、入厕、睡眠等过程而获得性快感；只能说长期观看淫秽录像而不厌烦者，可能有“窥阴癖”。偶尔观看淫秽录像以满足好奇心，或者夫妻偶尔观看淫秽录像，都不是窥阴癖。

人类由于好奇心驱使，观察同性与自身阴部的行为，比较常见。但男性成年后，周期性出现强烈的窥阴欲望，千方百计地寻求窥视快感，乐此不倦，屡罚不改，通过窥视达到引起自身性兴奋的强烈欲望，伴有当场手淫或事后回忆窥视景象时手淫，即可认定。

五、指向同性别的性爱——同性恋

我们见惯了自然界各类生物对异性的爱慕、恋爱、结婚及性行为的现象，故而对与同性之间发生的这种现象就显得好奇与怪异。有位先哲说这只能表示我们的知识比较欠缺，目光比较狭窄。这位先哲说过："绝大部分人为异性恋，少数人为同性恋，这才是自然界的正常现象。"在下面内容中，我们来解读同性恋的性心理。

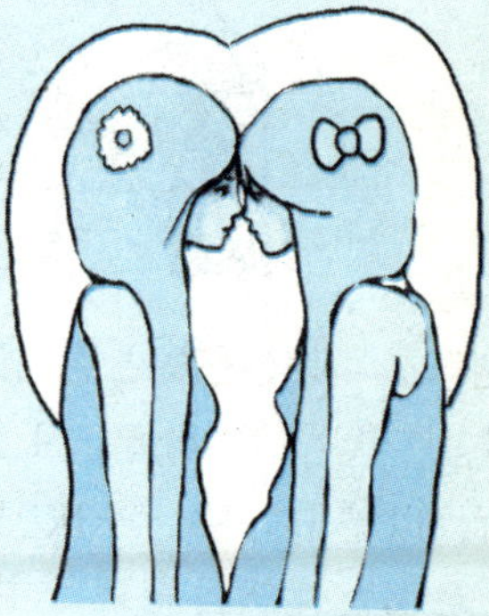

案例介绍

1. 喜欢同性的男青年

某男，22岁，未婚，无精神病史和人格障碍史。性格恬静，温顺少言，轻声细语，腼腆羞涩，步态忸怩，言谈举止状若女性，善画女性肖像，喜欢戏剧，扮演女角，惟妙惟肖，平时好从事女工活，编织毛衣，浆洗衣服，做饭炒菜等。16岁开始喜欢接近外貌俊美、性格柔和的男同学，心里会产生莫名其妙的喜爱感和舒适感，见女性则厌烦，回避。每当思念所爱慕的男同学会神魂颠倒，坐立不安，辗转难眠，非见一面而后快，难于自制。一次深夜在家中，此种欲望萌发，克制不住，跑到学校敲开所爱慕男生的宿舍门，见面后说了几句话，感到莫大快慰，回家后便酣然入睡。对邻居家来做客的一男性大学生

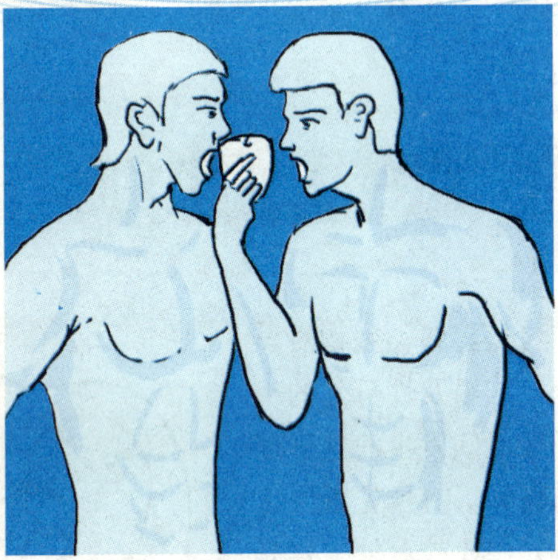

一见倾心，萌生爱慕之情，话语绵绵，极其亲热，临别泪眼汪汪，依依不舍，状若情人分离。工作后又爱上一男性同事，百般照顾，时献殷勤，以博取好感，一次突然发现对方与一女性接近，气愤忧伤交加，对那女性怒目相视。主动接近某男性，关怀备至，常以美食侍候，为其端洗脸洗脚水，缝洗衣裤，与他同吃同住，形影相随，经常与其同床共眠，并要求对方抚摸亲吻他。家人知悉，为其寻觅一女性对象，他却以死相拒，写下绝命书，数次自杀未遂。与爱慕的男性同寝，方感满足。患者认为自己这是天生的病，不能治。否认有精神病或心理异常，承认有手淫习惯，宣称一辈子不和女性结婚，临床检查无异常体征，在住院期间又爱上男病友和男卫生员。

2. 英国首例同性恋“婚内谋杀”案宣判

据《每日邮报》报道，英国首例同性恋“婚内谋杀”案宣判。32岁的迈克尔·爱德华兹因谋杀自己的“丈夫”约翰·爱德华兹被判入狱服刑至少13年。迈克尔·爱德华兹和约翰·爱德华兹是英国同性恋婚姻合法化以后于2007年步入婚姻殿堂的8728对同性恋伴侣之一。婚后他们被描述为“幸福的一对”，然而事实并非如此。这对伴侣的家人和朋友都证实说，他们常常吵架，并伴有家庭暴力。迈克尔·爱德华兹后来向警方承认，自己经常用殴打约翰来缓解生活压力。刚刚过完两周年结婚纪念日不久，这对伴侣再次因为取暖费账单争吵起来，被愤怒冲昏头脑的迈克尔·爱德华兹用刀刺进约翰的心脏，尽管他随后叫来了救护车，医生还是没能将约翰救活。迈克尔起初告诉警方约翰是自杀，自己只是试图施救，但最后在证据面前供认了自己的罪行。警方一位高级调查员对此案评论说："无论是否相同性别，婚姻伴侣之间的暴力行为都会造成难以挽回的后果。"

3. 两个同性恋家庭

28岁的小米(化名)在北京的一家外企上班，在一次面试中认识了现在的丈夫。34岁的丈夫不会甜言蜜语，小米一直觉得是因为丈夫成熟稳重、事业心强，直到她在丈夫的邮箱中，看到他写给其他男人的情书。那晚，小米希望丈夫会否认这一切，但他承认了自己是同性恋者。丈夫向她保证会改，不再与同性恋者交往。小米相信了。她说："每个'同妻'都会抱有一丝希望，觉得自己的丈夫与其他男同性恋者不同，觉得丈夫能改过来。"但她的婚姻从此发生了变化。每当丈夫晚归，小米就会起疑心。小米发现丈夫不仅不再让她管理家中财物，还悄悄把一些财产过户给老家的亲戚。1个月后，小米的疑虑得到了证实。在丈夫的手机短信中，小米发现，丈夫仍然频繁与其他男同性恋者见面。小米终于决定离婚，她撕毁了家里的结婚照，让丈夫搬了出去。"这是婚姻最差的结局。一段正常婚姻结束时，至少双方曾经爱过，而我的婚姻只是谎言。"小米说。

但28岁的"同妻"舒云(化名)并不认为离婚是解决问题的唯一方式。她说："世界是复杂的，每一个妻子都有自己的顾虑。"有的"同妻"很爱自己的丈夫，有的没有收入，需要靠丈夫生活，有的担心离婚会伤害孩子。舒云不愿跟丈夫离婚，她觉得那会使对方的父母伤心，因为他们对她很好。舒云说："他们认为我是让他们的儿子变成异性恋的最后希望，我不相信，可我也不想让他们的希望破灭。”

小米觉得自己属于不幸中的万幸，因为她还年轻，没有孩子，结婚才9个月就发现了丈夫的秘密，与一些多年后才发现真相的妻子相比，她陷得不深，但离婚依然不容易。

根据中国《婚姻法》，配偶与他人同居导致离婚时，无过错一方可以向有过错的一方要求赔偿。但在实际判决中，很多时候法院没有支持“同妻”，因为“和他人同居”中的“他人”只包括异性。复旦大学法学教授廖佩娟认为，婚内同性恋行为违反了中国《婚姻法》规定的一夫一妻制原则，侵害了婚姻家庭的稳定性，应当适用《婚姻法》规定的“其他导致夫妻感情破裂的情形”，准许夫妻离婚。在小米看来，道理很简单：“好好一个姑娘，不明不白陷入一场荒唐的婚姻，难道不应该得到赔偿吗？”

陷入痛苦的不仅仅是“同妻”，她们的同性恋丈夫也很无奈。结婚20多年来，张明(化名)一直是人们眼中的模范丈夫。他承担家务，悉心照料女儿，常常与妻子携手散步，还会悄悄地给妻子买她舍不得买的衣服。实际上，张明是一位同性恋者。年近50的他曾去过一个“同志”文化中心，当他看到那里的许多同性爱侣潇洒、坦然地相处时，张明说：“那才是我想要的生活”。并不是所有的男同性恋者都像张明那样善待他们的妻子。一些男同性恋者因为不能做真实的自己，承受的压力无处诉说，就把妻子当成情绪发泄的对象。“同妻”们常在QQ群和网络社区中，诉说着自己遭受的家庭暴力。此外，由于她们的丈夫属于感染艾滋病风险很高的人群之一，“同妻”们感染艾滋病的风险也较常人高出很多。现在，越来越多的“同妻”通过网络相识，她们筹建“同妻”联合会，希望通过让社会了解“同妻”群体，实现“‘同妻’到我为止”。

相关知识链接与思考

1.什么是同性恋?

同性恋是指从少年时代就开始对同性成员持续表现出爱慕倾向，包括思想、感情、性爱行为，属于性指向障碍的。一般人的性爱对象是与自己不同的异性，也就是异性恋。而这类人群的性爱对象是同性，是对同性成员表现出持续的爱慕倾向，这不包括特殊状况下对同性短暂的性爱行为，如部队里的环境，长期出海的海员等。

2.同性恋在医学与心理学的历史变迁

同性恋的称谓较多。女同性恋称为：拉拉，LES，LESBIAN，其中又分T,P,H；男同性恋称呼为：同志，GAY。同性恋单词“homosexuality”直接翻译指“同性的”，来源于希腊语前缀“homo-”（表示“相同的”）和拉丁词根“sex”（表示“性”）。“同性恋”一词最早出现在匈牙利作家卡尔·马瑞纳的一篇文章中。19世纪末，德意志帝国颁布新宪法，规定从事男性同性性行为的行为者判处1~4年的监禁。卡尔·马瑞纳首次创出词“同性恋”替代当时广泛使用的带有贬义的“鸡奸者”一词。卡尔·马瑞纳希望这个词和解释能对废除德意志帝国新宪法第175条有所帮助。但该法条仍于1871年通过并施行，60年后，成为纳粹屠杀同性恋的法源。不过，德国精神病学家理查德·克拉夫特·埃宾和其他的医生接受了这个词，将它使用在病理学诊断中。

对于同性恋起源还有一种观点。该观点认为同性恋一词是由德国医生贝尼基脱于1869年创造的，并于1890年由性学家哈未劳克·爱利斯引入英语世界。

随着心理学的产生和发展，同性恋开始在医学临床研究中被用来指一种精神疾病的称呼。在美国精神病学协会于1974年将同性恋从精神疾病列表里删除之前，同性恋一词一直被同性恋者认为是一个带有污蔑性质的词汇。因此，西方同性恋者很少使用同性恋这个词来称呼自己以及同性间的性行为。所谓的恐同症也就是对同性恋持偏见、歧视，厌恶同性恋的一种心理。1972年在《健康的同性恋与社会》一书中定义恐同症为“畏惧跟同性恋沾上关系”。恐同症并不是仅发生于异性恋身上，也会出现在同性恋者身上，如美国的政治人物麦卡锡及胡佛，为掩饰自己的性倾向，反而对同性恋进行大规模肃清。1993年5月17日,世界卫生组织将同性恋从精神病名册中除名，法国学者路易·乔治遂发起每年5月17日为国际抵制恐同日以降低对同性恋的歧视。后来，Gay这个隐讳语开始流行起来，并受到同性恋者的认同，成为称呼同性恋的一个更得体的一个称呼。英文单词Gay，本意指“感觉快乐的”“使人高兴的”。19世纪，妓女开始被戏称为Gay women，与此同时人们把那些游手好闲的花花公子称为Gay。20世纪初，美国的部分同性恋开始使用Gay这个词作为自身的标签，以区别于在病理和临床上被广泛使用的词汇homosexual。到了20世纪60 ~ 70年代，美国同性恋群体强烈要求各个媒体在报道和播放涉及同性恋消息时用Gay取代homosexual，作为回应，Gay这个词汇开始逐渐被媒体接受和使用。但实际上，这也是一个很漫长的过程，如直到1989年，美国主流媒体之一的《纽约时报》才最终接受Gay这个词指称同性恋。在现代，通常使用Gay来指称男性同性恋者，而使用Lesbian来称呼女性的同性恋者。后者来源于古希腊的一个小岛的名称Lesbos（莱斯博斯岛）。这个小岛位于爱琴海土耳其西北部沿岸附近，多石山，是伊奥利亚人的一个重要居住地。公元前7世纪时，莱斯博斯岛以其抒情诗人而闻名，在这些诗人中，最著名的是女同性恋诗人萨福。Lesbian本意指居住在该岛上的人，但自萨福以后，Lesbian这个词汇开始有了新的注解。19世纪末，医学界开始使用Lesbian来指称与萨福有同样性倾向的女性。从那时起，Lesbian开始包含女性同性恋的含义，并被广泛使用起来。

3.同性恋在各国的处境

在美国，将同性恋合法化在2003年6月26日达到顶峰。当时美国的最高法院在劳伦斯对决德克萨斯州的判决中认为，美国州宪法中把两个成人间私人的、非商业化的性活动（包括同性性活动）判为犯罪是违反宪法的；并废除了全国的鸡奸法。

在中华人民共和国，《中华人民共和国刑法》各版中均没有明确将同性恋定为犯罪的条文，但在1996年以前曾出现过依照刑法中"流氓罪"条文将同性性行为者判刑的案例。1996年被全国人民代表大会表决通过的新刑法对流氓罪的内容给予了更为明确的解释，其中并不包括同性性行为，据此可以认为同性恋在中华人民共和国已经完全被非罪化。但由于大多数中国人对同性性行为仍然持反感态度，且并无法律明确声明要保护同性恋者的合法权利，所以同性恋者在社会上仍受到一定程度的歧视，但社会大众（特别是年轻一代）对待同性恋态度的总体趋势是越来越宽容的。

不过，在另一些国家，同性恋仍然被认为是犯罪行为。目前较不接受同性恋及有期徒刑与极刑的国家，普遍分布于回教地区的非洲、西亚及南亚等地区，其中有期徒刑包括在孟加拉国、不丹、尼泊尔、马尔代夫、新加坡、乌干达、法属圭亚那，而更严重的死刑包括在阿富汗、伊朗、巴基斯坦、毛里塔尼亚、尼日利亚、苏丹、沙特阿拉伯、阿拉伯联合酋长国以及也门，在这些国家中仍然会被判以极刑，也是最极端的例子。

1983年3月中旬，在荷兰北部格林肯约瑟教堂，举行了世界上第一对女人的婚礼。结婚的一方名叫夏梦娜，她拿着结婚证书盒；另一方叫布登雅，她手拿一束鲜花；她们年龄都已过半百。教士霍雷士主持了这一场婚礼。已合法化国家：丹麦、挪威、瑞典、冰岛、荷兰（第一批法律认可同性婚姻的国家，同性婚姻家庭享有传统家庭所享有的一切待遇）、西班牙、德国、芬兰、瑞士、葡萄牙、比利时（第二批承认同性婚姻合法的国家，但这部法律不允许同性家庭收养孩子）、英国、加拿大、巴西、墨西哥、南非、新西兰。部分地区合法化的国家：美国、阿根廷、澳大利亚。2010年7月15日阿根廷参议院通过同性婚姻法案后，目前同性婚姻合法的国家有10个，分别是荷兰、比利时、西班牙、加拿大、南非、挪威、瑞典、葡萄牙、冰岛以及阿根廷。

4.同性恋对个体的影响

同性恋之间私下交好，若不损害第三方利益，多数国家不予追究。但若因同性恋活动导致一些刑事、民事纠纷，会涉及法律。国内已有多起同性恋因“失恋”而导致的伤害案例。另外，同性恋者的行为不符合社会的主流文化，一旦为外界所知，在各个方面都会受到不同程度的歧视以及舆论的排斥，有些人深感痛苦、自责，自杀者亦不少见。特别是在青少年期经常出现性取向抉择方面的痛苦，必须做出是继续还是压抑同性恋感情的决定，到了中老年同样面临很多社会心理问题。

因此，在同性恋者中，虽然其人格测验结果与其他方面的行为表现与正常人无异，但出现的继发性焦虑、抑郁和自杀者较多。某男，曾4次于深夜偷偷上吊自杀，均被家人及时发现，幸免于死。家人发现绝命书后，才知道他正在与男朋友刘某谈恋爱。为防止其自杀，家人不得已请刘某与其同寝，患者始感满足。刘某要走时，患者痛哭流涕，恋恋不舍。精神检查：患者意识清醒，认知活动与智能正常，情绪抑郁、脆弱，动辄伤心落泪，多愁善感，常需他人安慰。

5.同性恋的现状及产生的原因

人类性行为是多元化的，本能的宣泄和外界的刺激所产生的渴求，是人性正常的需求。在缺乏异性的环境中，如军队、监狱等，同性间的性爱是一种满足性欲的取代行为。携带有同性恋基因的个体，在适宜的条件下，易于发展成同性恋。同性恋的性取向有70%是遗传基因所产生的结果。胎儿的大脑受何种性激素的影响，决定了个体细胞未来的性取向。如果男性胎儿未得到睾丸激素的影响，而是受到母亲卵巢的雌激素影响，男性胎儿大脑就会女性化；女性胎儿如果受到睾丸激素的影响，女性胎儿大脑也会雄性化。

同性恋所占的人口比例是多少？根据不同的标准结果差异很大，只有研究报告或抽样的调查供作参考。而且根据弗洛伊德的研究，每个人或多或少可能也有同性恋的倾向。所以，同性恋所占的真正人口比例，到目前为止并无公认的结论。一位美国著名性爱专家阿尔弗雷德·金赛在性学报告中指出，美国有37%的男性曾经在与另一个男性的接触中达到不同程度的快感；而在另一个研究中，美国一调查中心报告说只有大约0.7%的美国男性认为他们是绝对的同性恋者。很多在美国和欧洲进行的随机调查认为在过去有过同性性行为经验的人占8%左右，而只有同性性行为经验的人只占2%左右。

差异显著的不同资料被人们广泛引用，例如：斯密斯1991年对国家民意调查中心报告进行分析后表示到18岁，有5.9%的活跃男性有过男性的伴侣，但是“18岁以后，只有1%的是同性恋，4%的是双性恋”。1998年做的一项研究表示13.5%的男性“报告说有一定程度的同性恋”包括“自己声称的重复计算的同性恋（5.9%）和/或双性恋（6.1%）”。通常来说，反同性恋者引用的资料通常显示同性恋的比例是1%，而由同性恋活跃分子引用的资料则将近10%。

总体来说，与同自己性别相同的人产生同性性行为，就其本身来说，并不必然的被认为是同性恋倾向，而仅是同性性行为。并不是所有受同性吸引或维持同性性关系的人都认为他们自己是同性恋者，或双性恋者。一些经常发生同性性行为的人仍然认为他们是异性恋者。因此，区分同性性行为、同性性吸引和同性恋的自我认同是很重要的，它们并不一定是一致的。例如，在监狱中，或其他性别隔离的环境中，可能会引起异性恋者参与到境遇性性行为，虽然他们在外面的环境中是异性恋者。有些人从事同性性行为并不是基于其性取向或者性渴望，比如男妓。他们有时是年轻的异性恋男性，但是他们却通过与男人性交赚钱。

动物中同性性行为在鸟类和哺乳动物中也很普遍，比如猿。有人认为这种性行为与雄性社会组织以及社会支配理论有关。监狱同性性行为、僧侣同性性行为、军营同性性行为，通常被认为是非同性恋或境遇性同性恋，表现出了类似的“支配”特征。在实行母系社会模式的倭黑猩猩群体里也能发现同性性行为；澳洲雄性黑天鹅常会两两结成配偶对子，或与雌性天鹅组成三人家庭以繁殖后代。雄性绵羊间有与人类相似的同性恋现象，2004年3月的一个针对雄性绵羊的研究显示，雄性绵羊中的同性恋行为与它们大脑中一个叫做“绵羊双性核子”的部分有关系。这项研究和其他的研究一起显示了动物在进行性伴侣的选择时是根据其脑部存在的差异，而并非通常所认为的动物性别差异。

同性恋者受到与自己同性别的人的吸引。吸引既有精神上的，又有肉体上的。他（她）们之间会发生恋爱和性活动。同性恋是否是病态，目前的观点尚不一致，但多数人认为在有异性存在的情况下发生排他性的同性恋往往属于病态。但是部分人认为同性恋虽然违背了人类生息的自然法则，但只要不对他人造成伤害，自己能够接受，感情和行为协调统一，认同自己的同性恋身份,没有负疚感、罪恶感(和谐型同性恋)，社会适应良好，就不属于疾病范畴。但是，临床实践发现，同性恋往往并发一种到多种心理疾病或心理问题，至少对那些心理疾病或心理问题进行及时干预。

6.同性恋的表现

许多动物之间也有同性活动，但以此作为唯一性活动方式仅见于人类。表现程度可有所不同，有些只是纯精神性的，主要是思想和情感上的依恋，并无肉体上的接触。这类从幼年起即出现一些迹象，如游戏时爱扮异性角色，愿同异性玩耍，愿穿异性服装等。这时他（她）们的同性恋倾向是模糊的。到青春期后性爱倾向明朗化，他（她）们对同性开始感兴趣，有爱慕之心，而对异性则不感兴趣。同性恋者对待同性伴侣情投意合，甚至欲建立“家庭”。因此，一旦当伴侣离开，他（她）们会引起极大的悲哀和痛苦，有的因此产生抑郁反应，甚至自杀。有同性性行为的两个人，可能只有一个是真正的同性恋者，另一个为异性恋者。如果双方都是真正的同性恋者，那么在性行为中，会轮流更换主动位置，而在心理上他（她）们都会认定自己处于主动地位。多数同性恋之间有具体的性行为，在男性中有几种表现形式：①口腔–生殖器接触；②相互手淫，互相取乐；③肛门性交。女性除了口腔生殖器接触相互手淫之外，往往采取拥抱、阴部相互摩擦、使用人工阴茎或类似于阴茎的物体。同性恋者之间的“感情”联系，女性之间比较固定，男性较不稳定。但总体而言，同性恋的关系不如异性恋稳定。

7.同性恋的治疗

可以采用以下的方法。

（1）正面教育：指出其行为的危害性，教育通过意志克服其性偏离倾向。

（2）心理治疗：使患者回顾自身心理发展过程，理解在何时、何阶段由哪些因素导致问题发生，使患者正确理解和领悟，并进行自我心理纠正。但总体而言，心理治疗的效果是有限的。

（3）行为矫正：如厌恶治疗。这是一种采用厌恶性条件抑制的治疗方法。根据条件反射的原理，用痛苦的或令人生厌的外界刺激，使患者在进行同性恋行为时产生不愉快或痛苦的体验。患者如果经常反复的处于此类状态，并与同性恋的主观意念联系起来，形成厌恶性条件反射，就能较快较好地达到目的。

具体的做法为：多由医师指导，也可由自己本人进行。在选看同性的健美而富有性感的照片、模型、录像等材料，或幻想与同性的性感情景；当产生性感高潮时，立即注射一种药物，产生恶心呕吐的不适感觉。或在生殖器周围安装电击装置，在进行恋同幻想并引起冲动时，立即给予令人厌恶的轻微电痉挛刺激。也可在手腕上套一橡皮圈，一旦头脑中产生恋同意识时，便用力拉扯橡皮圈并反弹在皮肤上，使之产生剧烈疼痛。这些方法以不伤害身体，安全为原则。

行为疗法一般以5～8次为一疗程，疗效的好坏取决于患者本人治疗的信心及恒心。在行为治疗的基础上，施以心理认知治疗，将明显增加同性恋的治疗效果。

而对同性恋的治疗对象也应进行选择。比如同性恋引起患者痛苦的；同性恋中的配角，一般我们称之为“非素质”同性恋者。

8.公众对同性恋应有的态度

几千年来，男女婚配的行为是主流，主流的东西，一般都是经过多少时期各种社会制度的检验而流传下来的。既然同性恋是一种性心理障碍，那么我们建议公众对待这类人要有宽容之心。如果我们看到有关同性恋结婚的报道，无论出奇到什么程度，也无论表面上可以教人憎厌到什么程度，除非是那些在医学上或法律上引起了乱子，是无需责备或干涉的。所谓医学上，是说这种不正常的活动侵蚀到本人健康，而法律上指可能伤害对方或第三方的健康或权益。总之，同性恋是古今中外始终存在的一个现象。它和许多别的现象一样，也是自然的与不可避免的一种变异状态。视同性恋为罪孽，不但是徒然，也是不道德的行为。

9.同性性行为就是同性恋吗?

这里面涉及一个问题，就是人的性行为可以与性心理脱离。同性性行为可以是境遇性的，但其中许多人在心理上还倾向于将对方当做异性，因此这些人不属于严格意义上的同性恋。另外一点，同性恋可

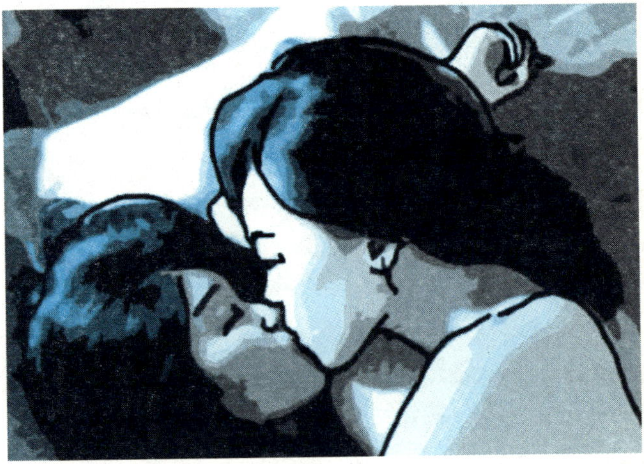

以不发生同性性行为，诊断同性恋，强调的只是性心理的倾向问题。在监狱中，或其他性别隔离的环境中（比如高原岗哨、边防部队、边远山区的监狱等等），可能会引起异性恋者参与到境遇性同性性行为，但当有条件接触异性时，这种一过性的同性性行为也就自然消失。还有一些人从事同性性行为并不是基于其性取向或者性渴望，比如男妓。他们可以是年轻的异性恋男性，但其最终目的是通过与男人性交赚钱，并不是性取向存在问题。

10.同性恋一定是精神疾病吗?

同性恋是性心理障碍的一种，在中国，至少官方没有完全承认同性恋合法，目前官方对同性恋结婚的报道予以沉默，但是也不是掩耳盗铃。关于同性恋的争论已经有很多年了。无论同性恋合法与否、是否有病，在他们（她们）结婚后，产生了许多社会的、家庭的、法律的问题。我们建议，从人类学出发、从心理学出发、从社会学出发，婚配方式还是应该回归主流，如果真的有同性恋的倾向，不妨到心理咨询处咨询，至少能从当事人心里解决一些童年的、少年时期沉积下来的心理问题。

正确的、理智地面对同性恋行为，是建设和谐社会的一部分，如果能够使他们转为正常性的指向，也就是转为异性恋，也并非是不可能的事情。

六、要求做变性手术的贾梅

大千世界，无奇不有。生来是女孩的她，却认为自己是彻头彻尾的男性，只是上天把她塞在了一个女人的躯壳中。即使用这女人的躯壳生活了30多年，她还是要找回自己。她执着地寻找着自己及自己的生活。

案例介绍

她叫贾梅，38年前，她以女儿身来到人间，但她并不喜欢自己的性别，从未穿过女儿装，而是一身男孩子打扮。理过光头、喜欢喝酒……她一直梦想变成男儿郎。虽然她曾经结婚，并生下一个女儿，但由于自己的“男人情结”，婚姻很快破裂。如今她有自己的女朋友，为了家庭和爱情，她决定变性做真正的男子汉。目前，她已经和济南的一家整形医院联系，医院将为她免费做变性手术。

2007年12月2日，记者在嘉祥县纸坊镇一个村子里见到了贾梅（化名）。记者刚见到她时也以为她是个男爷们，留着平头，走路的动作更没有女人的忸怩，说话的声音也和男人一样浑厚。采访中记者了解到，贾梅自小就缺乏女孩子的柔弱和文静，总是和村里的一群男孩子玩耍，一起爬山、上树。“从小她就不喜欢和女孩子在一起，不穿女孩子的花衣服，不留长发，而是一身男孩子打扮，留着平头。记得上小学五年级那年，她还理了个光头。”贾梅67岁的母亲说。由于好动和粗犷的性格以及种种表现，村里人慢慢地都开始称呼贾梅“假小子”。贾梅12岁那年，父亲由于触电身亡，刚上初中的她便辍学回了家，来到当地镇上一家饭店打工，帮助母亲分担家庭的重担。13岁那年，她和另一个人合伙在镇上开了一家小饭店，一年后，她退出了合伙的饭店，自己又单独开了家饭店，当上了老板。在她的整个少女时代，贾梅时常幻想自己是名男子汉，经过奋斗干出一番大事业。“我不喜欢做家庭主妇，也讨厌洗衣做饭，更别提针线活了，时至今日，衣服扣子掉了，我都没有缝过，也没自己洗过衣服。”贾梅告诉记者。1990年初，贾梅刚21岁，别人给她提了亲，对方是邻村的，人很憨厚老实，家庭也可以，可她就是感觉索然无趣。在亲戚和家人的劝说下，她答应了这门亲事。提亲后大约3个月，贾梅就和对方结婚了。同年底，她生下一个女儿，“我给孩子喂过奶，可大多时候都是孩子的奶奶和姥姥在照顾她。”贾梅很平静地告诉记者。采访中，贾梅还风趣地对记者说，平时自己去厕所，总要左顾右盼，确定没人后才敢进去。一个多月前，她去了济南，在长途汽车站想去厕所，结果几名保安拦住她，让她去二楼男厕所方便。“贾梅经常喝白酒，喜欢开车、打牌，跑过运输，包过工地，男爷们会的，她都会。”贾梅的堂兄告诉记者。

1992年，离婚之前，一直梦想成为男子汉的贾梅来到了北京，在一家医院咨询女子变性事宜。医生当时告诉她，目前国内技术不成熟，需要出国手术，并且手术价格昂贵，这让她一度很是苦恼，近乎打消了变性的想法，一心扑在饭店生意上。1994年，就在饭店生意蒸蒸日上时，一名姓狄的女孩出现了。认识小狄的情景，贾梅至今仍历历在目。那是1994年3月16日下午3:30，贾梅的镇上来了一个戏班子，她拿着照相机去看戏，当时，小狄正在台上唱花鼓，贾梅就给她拍了照。戏后，小狄找她要相片，两人便认识了。第二天，贾梅去后台灶房找小狄送照片，看到她伙食条件差，便立即从自己饭店里给她送来饭菜。戏班子离开后，贾梅关了饭店，开着摩托车跟随小狄，去捧她的场。从此，两人出双入对，形影不离。“我们很相爱，从认识到现在，在一起生活十多年了，从来没吵过嘴，没红过脸。”贾梅自豪地说。但由于自己并不是真正的男儿身，也不能登记结婚，这让两人特别苦恼。

贾梅姐弟5人，她排行老三，上面两个姐姐，下面一个妹妹，一个弟弟，弟弟最小。父亲过早的去世，使得贾梅这个12岁的“男子汉”自告奋勇地挑起了家庭的重担，而此后的拼搏也进一步强化了她小时候建立起来的“男子汉”形象。结束饭店生意一段时间后，贾梅在济宁承包了一段公路修建工程，结果被骗，赔了一大笔钱。此后，她又买了辆货车跑运输，可2003年和2004年接连出了两次事故，花去了近20万元。屋漏偏逢连阴雨，两年前，她的弟弟又检查出患上了尿毒症，全家倾其所有为他进行治疗，目前，家里已是债台高筑了。“我弟弟才30岁，侄女7岁，侄子刚1岁半，我们现在连弟弟治病的钱都拿不出来了，我得继续担起家庭的重担。”贾梅告诉记者。目前，贾梅和女友小狄一起生活。为了筹措弟弟的治病钱，她去求职做汽车司机，但车主看她是女人，便拒绝了她。考虑到将来，贾梅决定去做手术进行变性，变成真正的男子汉，照顾弟弟两个年幼的孩子和女友。一个多月前，贾梅去了济南一家整形医院进行了变性手术咨询。了解

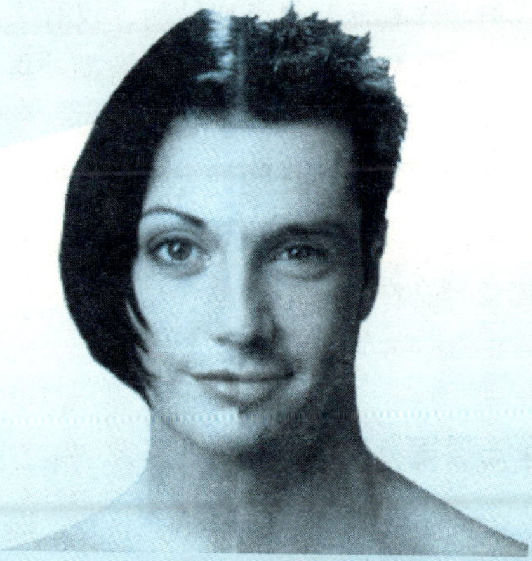

“你看我到底是男还是女？”

情况后，医院答应为其进行免费手术，需进行面部、胸部、下身等4次手术，要半年多的时间。近日，她将去济南接受变性手术。临行前，她很担心弟弟的病情，生怕在自己手术期间，弟弟会离她而去。“我只希望能够等到姐姐出院，看着她成为一名男子汉，来照顾这个家，照顾我幼小的孩子。”贾梅的弟弟说。

案例分析

出生时为女性，带着女性的身体结婚生子，可从来不满意自己的身份。一位性格像男孩，在父亲早早去世后承担了更多男人的角色，不知不觉习性了男人的形象——留着平头，走路的动作更没有女人的忸怩，说话的声音也和男人一样浑厚；经常喝白酒，喜欢开车、打牌，跑过运输，包过工地，男爷们会的，她都会。此后，她更是遗忘自己的性别，因为她从头到脚不再是把自己当作女性，也包括其心理及行为上。虽然她生理上还带着女人的某些东西。为了变成完全的男性，与女人谈恋爱，为了给自己爱的女人以婚姻，她要求做变性手术。她要走的路还很长。在变性手术前，她已经以一位男性身份及角色生活得很好，但她将要面对自己变性后，仅有男人的形象而没有男人的生育功能时，她如何经营她与小狄的婚姻。再者，她能否坚持一生服用激素吗？真的，她要走的路还很长。

其实，她没有想到，上天让她拥有了男人的性格、心理，让她变得更坚强。性的取向可以是自己选择的，为什么必须要有一位女人作为爱人？既然你爱慕女性身上的特征，是否可以找一位这样的男士，他又恰好喜欢男性的你呢？

相关知识链接与思考

1.什么是易性癖？

易性癖中的“易”就是改变的意思，“易性”就是改变性别或性征的意思。易性癖就是拒绝或厌恶自己的先天性别即生物性别，改变为异性的喜好或行为。

易性癖就是性别认同障碍或性身份障碍，也即性别转换症，他们自我意识的性别或心理性别与其生物学性别恰恰相反，于是强烈要求医生为其改变身体的性别。

男的向往成为窈窕淑女，女的愿作英俊少年。这种自我意识的性别与生物学性别不一致的情况就是性别认同障碍，也就是说其性别自认发生异常。多数为男性，也见于女性。这些性别转换症患者的解剖和生理完全正常，只是性心理不正常，例如男患者具有不折不扣的女性性心理，强烈认定自己是女性，是投错了胎，非要请医生把他们改变为女性。他们都是在青春期后求医的，内心十分痛苦，如果不满足其性别转换的要求常具有强烈的自杀或自残倾向，甚至自己动手割去阴茎和睾丸。

但也有不做变性手术，仅仅以异性的身份角色生活的。就像本案例中的贾梅。但她仅仅是因为要与她爱的女孩合法结婚采取变性手术。试想一下，她做完变性手术后能给对方完整有生育孩子功能的婚姻吗?

2.易性癖的发生原因

从本书的开始，我们就了解到了个体的基因性别在受精时就从父母那里获得的染色体决定了，但是从那以后的性发展受到很多因素的影响。在怀孕的最初几周，性腺和内外生殖器结构还没有男女之分的。如果存在Y染色体，胎儿的性腺将分化为睾丸。睾丸分泌睾丸激素，然后胎儿就会发展出男性生殖器官。如果不存在Y染色体，那么性腺就分化为卵巢，卵巢不分泌雄性激素，从而胎儿发展出女性生殖器官。

根据出生前激素对大脑发育的影响，有关学者提出了性身份识别障碍患者曾有过激素水平异常的情况；也有学者发现易性癖患者的大脑中的细胞簇比正常人小一半，他们的问题可能是这些细胞变异引起的等。总之，人们提出了这种问题可能有生物学基础，但仍没有明确的证据支持。

另外，早期教育对孩子性身份形成的影响。如果父母按与生物性别不同的性别来抚养，孩子将可能产生性身份识别障碍。这在我们前面就有一些案例支持。但也有例外。如下面这个著名的案例。

被当成女孩养的男孩——1965年8月，布鲁斯·雷默出生在加拿大中西部的一个小镇，是双胞胎兄弟中的弟弟。他出生的时候本来是一个活泼健康的小男孩，不过父母发现他的包皮过长，所以在8个月大的时候给他做了包皮手术。可是由于手术事故，让他的阴茎受到了损伤。当时还没有阴茎修复手术，焦急的父母来到美国最著名的医院——约翰·霍普金斯医院，找到了权威的心理学家约翰·马尼博士。马尼博士在两性心理研究等方面非常权威，他坚信“孩子们在出生时都是中性的，他们不知道自己是男是女，关于男性和女性的认识主要是靠后天的教育和引导”。所以他建议大卫的父母：“既然阴茎受到了损伤，可以考虑让他变成女孩。”如果拥有女性生殖器官，父母也把他当成女孩来养，那么他自己就会觉得自己是女孩。布鲁斯·雷默的父母最后听从了马尼博士的建议，将他的名字改成布兰达·李，并开始让他穿着女孩衣服。在他22个月大的时候，他们带他到约翰·霍普金斯医院接受了双侧睾丸切除术，他们把他带回家，给他买许多的洋娃娃，在各个方面强化他的女性身份。于12岁开始，布兰达开始服用雌激素。结果她的乳房开始发育。家人继续强化她的女性身份，但她拒绝做人工阴道。起初，通过对布兰达成长过程的观察，马尼博士确定他可以顺利地成为女孩。于是，布兰达作为“先天是男孩、后天转变成女孩”的成功案例，多次在论文及研讨会中被提及。这些论文在全世界产生了巨大的影响，很多学者最开始都是半信半疑，不过在看到布兰达的案例后却也只能承认马尼博士的理论。可事实却并不是这样。马尼博士发表的论文让布兰达在很小的时候就知道自己不是女孩，所以“她”每天都生活得很痛苦。“她”对于其他女孩子所喜欢的东西漠不关心，反而对男孩子喜欢的东西非常感兴趣，“她”总是在说：“我也想玩那个。”因为“她”总是像男孩子一样好动，所以女孩们常常冷落“她”，这更深深地伤害了“她”的心灵。“她”无数次地问马尼博士“我真的不是男孩吗”，马尼博士每次都坚定地回答说“你是女孩”，可“她”却总是非常失落。14岁的时候，痛苦的布兰达曾一度想自杀。他对父母说：“如果我不能作为男孩活在世上，我还会去自杀的。”最后，父母终于将事实的真相告诉了他。没想到布兰达知道之后却非常高兴：“原来我真的没猜错，我是个男孩，我一直都这么认为。”后来，布兰达将注射雌激素后发育出的乳房切除，并移植了人工阴茎。又变回了男孩，名字也改回了大卫。后来，他与自己心爱的女性结婚，过上了幸福的生活。

对此，约翰·马尼博士也说：“性别既不是完全由后天决定，又不是完全与生俱来的。先天的生理特征有男女之分，后天的因素也会对孩子产生影响。从这个意义上来说，性别是生理与环境两方面综合作用的产物。”

所以，对易性癖发生的原因，可能是多重的。我们知道，有的个案可能是先天多一点，有的是后天因素多一些。具体易性癖产生的原因，还不十分清楚。

3.易性癖的医学界定

易性癖是比较少见的性心理障碍。其染色体性别正常，身体生物性别明确。而自身不接受或厌恶自己的生物性别，坚信是上天把他或她塞在了错误的躯壳里。

对易性癖的医学诊断要与同性恋和异装癖区别开。同性恋者是指的性取向障碍，对自己的性身份识别与生物性别一致，认为自己爱恋只是同性，没有切除外生殖器的要求。易性癖者虽然也像异装癖者一样穿异性服装、做异性打扮，但完全是出于心理上的需要，觉得自己就是个异性，因此在穿着异性服装时并不引起性兴奋，而异装癖者则在穿着异性服装时，伴有引起性兴奋、得到性满足的特点。

医学诊断规定应排除其他精神疾病所导致的类似表现以及无生殖器解剖生理畸变与内分泌异常。转换性别的认同至少已持续两年。不是其他精神障碍（如精神分裂症）的症状，或与染色体异常有关的症状。

4.易性癖的治疗

易性癖的治疗以心理治疗为主，根据具体情况，也可做变性手术。通过变性手术可在一定程度上使易性癖者心理平衡。但根据报道反馈，有些人术后后悔，认为是个错误。因此手术治疗未可乐观，必须慎重对待。中国已有几例成功的变性手术报道，但这是慎而又慎的工作，变性手术不可轻易做。国外最新的治疗方式是对未成年的易性癖者采用“性别拮抗剂”药物来暂时抑制易性癖者的青春期性激素分泌与性器官发育，避免其尴尬懊恼，并在药物治疗阶段辅助心理治疗，帮助未成年易性癖者理解跨性别与易性癖的区别且引导对方适应自身的生理特征、引导对方适应同性群体的喜好与习性，治疗成功者成年后能适应接纳自己的生理特征、适应与同性群体相处，并不再有变性的愿望。

心理医生与患者建立良好的医患关系，引导患者将内心的痛苦倾吐出来，并给予患者理解、关心和支持。因为易性癖是一种性别身份识别障碍，医生要用自己的知识来帮助患者认知自己的真正“身份”，帮助患者渡过心理上的危机。

采用认知领悟疗法，解决患者的适应问题。具体可以参照下面的过程。

①让患者确认自身问题，接受现实。患者初来时，只认为自己是性偏差。显然患者了解自己心理不正常，但缺乏确切认识。通过咨询分析及医生的诊断，使患者认清自身的问题属于易性癖，是性心理障碍的一种类型。②宣泄、调整情绪。家庭的不幸、身体的受损、爱的

缺乏，情感的失落，使患者长期处于心理压抑的状态，一直被不良情绪所困扰，未能得到应有的宣泄与调整。因此，施治者应首先以真诚态度接纳对方，给患者以充分的关心和理解。做好倾听者，引导患者将其苦闷的心情倾吐出来，使不良的情绪得以发泄，长期压抑的心情得到了缓解和减轻。其次，在患者充分地宣泄以后，适当地调整其情绪。一方面让其学会紧张放松训练，保证情绪能及时稳定，睡眠休息正常等；另一方面用合理情绪疗法的想像技术，让患者设想事情的最坏结果，例如：如果他永远只能作为男性生存于世怎么办?如果有一天众人知道了他的隐私怎么办？使患者体验那种情况下强烈的情绪反应，用合理的信念使情绪反应适度。③改变认知，接纳自我，消除自卑感。患者的自卑感相当严重，总表现出一种弱者求生存的态度，因此在其自我认知上应有所改变。咨询者与患者共同讨论，指出人要学会尊重自己。人的强健有力不在于外表，家庭的不幸不代表自身的命运，乞求来的怜悯、同情不代表尊重。为此不管做男人、女人，都应该首先像一个真正的人那样生活，自己不尊重自己便往往得不到别人的尊重。通过讨论，患者自己逐渐认识到这一点，对生活的自信心便会有所增强。

帮助患者分析易性癖产生的原因及其危害，提高患者对性别的认识，接受现实，使患者从痛苦中解放出来。交给患者一些治疗方法，树立起矫正易性癖行为的勇气和信心，使性心理恢复正常。

但要切记治疗师在对此类来访者咨询时最好不要试图说服他们接受自己与生俱来的身体和生物性别。这一策略对大多数来访者都没有效果。治疗师可以帮助这些人弄清楚他们的性身份及性取向。有些人会选择变性手术，这会让他们拥有所认同性别的性器官或第二性征（如乳房）。然而变性不会改变他们的染色体，不能让生来是男性的人怀孕，也不会让生来是女性的人获得让女性怀孕的能力。

但对于大多的男性癖患者来说手术可以使他们的心理得以平衡。当然也有部分患者手术之后出现悔意，这个国外资料有报道，中国也有变性手术成功的报道，虽如此，患者还应酌情选择。

变性治疗包括一系列的手术和激素治疗，通常需要的时间较长。

对接受变性手术“易性癖”患者的要求：在变性手术前，已经以异性身份生活和工作了一段时间，其次，在接受手术之前，还必须出具8项证明：即公安部门同意手术的证明、包括个人经历及手术决心的个人手术申请的证明、家庭成员同意手术的证明、精神病院排除精神病的证明、工作单位同意手术的证明、乡政府和居委会同意手术的证明、已经结婚者必须解决好配偶问题并出具法院证明、医疗费用的筹备及手术后的生活保障措施证明。所有证明准备齐全后，才能接受变性手术。

做各种变性手术的医疗机构必须备案，且应注意术前的诊断要明确还要严格选择适当的手术病例。结合临床，并根据当前我国的实际情况，确定施行性别再确认手术的条件如下：易性癖的诊断正确无误；对手术的要求至少持续5年以上，且无反复过程；患者必须以他(她)们选择的性别公开地生活和工作至少3年；术前接受心理、精神治疗不少于1年；术前必须有1年以上的激素治疗；必须没有以其解剖学性别结婚；精神病专家证明其精神状态正常；必须同意术后随访；年龄大于20岁；无犯罪、滥用药物或酒精的历史；无过于显著的男性或女性化行为体征；患者和术者对手术有统一的意见；当地公安部门进行司法鉴定并备案同意术后更改身份证上的性别；至亲家属无反对意见；患者对术后可能出现的情况十分清楚，并有心理准备；无任何外科手术禁忌证。2009年12月，卫生部规定申请变性手术须无犯罪记录。

变性手术的步骤较多，需要至少半年甚至几年的时间才能真正完成。

变性手术是指把原有的外生殖器改变成异性的结构并切除性腺。其标志手术是阴道再造术、阴茎再造术。同时进行表形重塑，如喉结整形、乳房整形等，以符合自我性别再认定。术后患者原来自觉性别与生物学性别之间的矛盾缓解，心理得到平衡，性功能恢复正常，可以结婚组成家庭，但无生育能力。

男性转变为女性的易性手术，包括喉结整形术、隆乳术、睾丸切除、尿道口成形、阴唇成形、阴道再造等。阴道再造可用阴茎皮瓣或阴囊皮瓣或阴股沟皮瓣来完成。如条件许可，手术可分组同时进行，男变女的易性手术常可一次完成。

女性转变为男性的易性手术较为复杂，难度大，需多次手术才能完成，疗程长。手术包括：①乳腺切除、乳头整形使乳房男性化。②内生殖器的切除，涉及卵巢、输卵管、子宫和阴道的切除，其中黏膜切除阴道全闭锁术难度甚高，应由妇产科医师完成。内生殖器切除的同时，以小阴唇瓣行尿道延长尿道口上移术。③阴茎再造，包括尿道形成、支撑组织植入、茎体成型3部分，其中最难的是尿道形成。

变性手术有可能出现较多的并发症：易性癖病的手术像其他外科手术一样，也会出现一些并发症。总体上分为两大类：①手术本身引起的并发症；②与病例选择不当或手术效果不佳有关的并发症。

变性手术的费用较高。费用需要十几万元甚至20万元，还有后期的激素维持治疗。

变性手术一直是人们争议较多的一个话题。应慎重选择，并且得到心理咨询帮助他们渡过变性后的时期。

5.同性恋与易性癖

在易性癖的医学界定这个问题下，我们在诊断易性癖的时候已对两者做了一些鉴别。在这一节，我们再来真正地认识一下同性恋与易性癖者。

首先，它们是分属不同类的性心理障碍。同性恋指的是性指向障碍，也就是爱恋的对象与一般人不一样——异性恋。比如一位男同性恋者，他只有与男性在一起有性兴奋，与男人进行性活动。易性癖指的是性别认同障碍。就是说他如果与生俱来的性别是男性，性染色体是XY，而他认为他是女性，厌恶自己的男性生殖器及男性第二性征。

其次，同性恋者对自己的性别定位很明确。就像传说中张国荣是同性恋者，但张国荣不认为自己是女性。易性癖者的性指向可以是同性的，也可以是异性的。

最后，同性恋及易性癖都有着异装的习惯，但他们的目的不同。易性癖着异装是为了与自己的心理性别一致，为了心理需要；而同性恋着异装为了吸引同性的眼球，找到情投意合的同性性伴侣。

同性恋与易性癖有着千丝万缕的联系，但它们是迥然不同的两个问题。

下面再来看一个案例，分析她属于什么性心理问题，来对易性癖和同性恋进行进一步的了解。

喜欢“纤瘦好看”男人的小丽——小丽第一次到我们诊室就诊时已30岁，她称她认为自己是个男人已经很长时间了，因为她想摆脱可识别的女性特征，并获得男性的特征就得做变性手术。而变性手术是要求很严格的，需要一些相关证明比如医学诊断证明，也需要心理咨询师的陪伴渡过这一时期。她想在我们这里接受心理辅导。

然后她讲了她的一些情况。她在童年时并没有假小子的行为、想法和态度。她说她很少和其他孩子交往，无论男孩或女孩。她迷上了一个“强壮而能言善辩”的男孩，和她年龄相仿。他们经常在一起无话不谈。她在童年时开始穿父亲的衣服，但没有任何兴奋感及性幻想。12岁开始的青春期和伴随的身体变化没有给她带来多少苦恼。她这时迷上那些“纤瘦，具有女性外表的男生”。18岁那年，她碰到这样的男人，并结了婚。婚姻刚开始非常美满。在性行为中，小丽称她喜欢跪姿，她在丈夫的身后用阴部摩擦并给丈夫手淫，幻想自己有阴茎可以插入他的身体。但她拒绝阴道性交，随着夫妻俩生意的失败，他俩的婚姻也走到了头。她决定完全以男性的身份生活。小丽把自己看成男性，对有男同性恋或者有同性恋特征的男性感兴趣。她称对与女性的关系没有兴趣。

6.人妖是易性癖吗?

在泰国旅游，人妖似乎是难以回避的话题。泰国人妖起源于何时，已难以考证。但据较确切的说法，其数量增长曾与美军有关。自从越战，度假美军在芭堤雅纸醉金迷，当地妓女身价倍增时，男人也化装成女人前来滥竽充数。可以说，度假美军是泰国人妖规模演变的被动催生者。遗憾的是，大量美军离去后，人妖现象并没有终结，而是以特殊的方式变得举世闻名。

还有一种说法则是从泰国本身的历史来解释这一现象。泰国是一个性文化悠久泛滥的国度，泰国女子对待性生活的态度与中国大相径庭。泰国是个典型笑贫不笑娼的国度，因此凡女子从事色情服务业，一般是不会受到多大指责的。色情的泛滥，同性恋现象剧增，同性恋导致的后果，便使得一部分男人渐渐朝女性化发展，日积月累，人妖这种特殊产物便滋生出来。在泰国，人妖在法律上是定为男性的。不男不女，这也正巧符合“人妖”名字的本身。

泰国人妖的产生导致泰国的色情旅游业很猖獗，女子在这个行当能挣很多钱。一些男人为谋生计，想方设法把自己变成“女人”；而一些人贩子也为了捞大钱，拼命拐骗、制造人妖。到20世纪的90年代，泰国人妖已达2万人，年龄均在14～50岁之间，主要集中在芭堤雅的人妖歌舞团及酒吧和夜总会。凡到泰国旅游观光的人们都会必看人妖，但“她们”到底是男人还是女人；“她们”是怎样变成人妖的；奇怪的身体造成了“她们”怎样的畸形内心世界，这一切的一切，却是鲜为人知。人妖们所表演的歌舞可以说是具有了相当的艺术水平，通常表演内容代表了各国国家的舞艺节目，每晚都有很多游客前往观看。

在泰国，人妖一般都来自生计艰难的贫苦家庭，可以说，几乎没有富家子弟愿意做人妖。在泰国，有专门培养人妖的学校。一般是从小孩两三岁时开始培养。培养的方式是以女性化为标准，女式衣着、打扮、女性行为方式、女性的爱好。同时，更重要的一点是吃女性荷尔蒙药。这种药的作用在于抑制男性生殖器官的发育，促进体内新陈代谢，并向女性发展。一般有十多年的服药期。十多年后，男性生理特征便逐渐萎缩，如男性阳具，就会变得又短又小，而皮肤就会变得细润，有光泽，臀部、胸部会越发达，像女性一样，肌肉减少，皮下脂肪增多，皮肤富于弹性，胸乳增长较快，比普通女性还高耸、浑圆、挺拔。在这期间，学校便要教授许多技艺。比如让她们学习舞蹈，熟悉声音。练功是极其艰苦的过程，腿功、腰功、头、手、脚等，都要进行严格的规范化训练，这种训练的苦，一般女性是难以承受的。为了培养出一批优秀演员，有的人妖艺术学校或艺术团体，还要选拔人妖送往国外，比如美国、日本或其他国家深造。所以，人妖艺术表演水准是相当高的。至于这些人妖演员，优秀的，每月月薪有一万泰铢，差的，则只有一千元左右。而他们每天平均要演出三场以上。演出收入归剧团老板，老板根本上是将他们作为发财致富的工具。所以，为了生存，人妖就不得不拼命地赚钱。但他们赚钱的途径除了出卖色相以外，又别无选择，所以不少人妖只好在外胡来。比如在红灯区，许多妓院的老鸨都愿意高薪聘请漂亮的人妖来作拉客的妓女。人妖在泰国是受到歧视的。虽然法律规定他们为男性，可是从来没有人把他们当作男人看待，只把他们视作一群玩物。他们自幼接受女性化的教育和熏陶，使性格、形态都表现出女性特征。在小学期间，他们在心理发育上就出现严重不平衡。社会的歧视使他们感到自卑和绝望。而为了维持女性的皮肤和身姿形态，必须使生理机能全部打乱，这样，就不得不过量打针、吃药，注射性激素，包括口服避孕药等，使内分泌失调，产生男人女性化的心态，渐渐出现女性特征。如乳房隆起，不致消失，皮肤变得细嫩，生殖器停止发育等。这样的结果，使身心严重受到摧残，所以，人妖的寿命一般都不长，40岁左右为正常死亡年龄。

那么，人妖的生理和我们有什么不同呢？人妖有3个层次。

第一个层次，纯粹的男扮女装，完全生理需要，没做切除加工，上厕所还是男厕所。泰国很多这种人，一般东南亚都有很多这种不男不女的类型，也不能说他们变态，见多不怪。连马来西亚副总理安瓦尔都被政敌说成是这种类型的双性爱好者。这个层次有点像刚出家的小沙弥，六根还没清静。

第二个层次，服用激素水平，多半是雌激素，能刺激乳房长大。因为他们没做净身手术。

第三个层次，就是所谓的人妖了。已经是清了六根。对男性世界已没有什么留恋。称变性人好一点，叫人妖是对他们的歧视。

看完上面的内容，你对泰国人妖有了了解了吧。看着他们光鲜的表面，背后都有一段心酸的历史。人妖有3种样子，第一男扮女装性的，第二是服用激素有女性第二性征性，第三就是女变性人。而他们这样仅仅是为了愉悦别人的眼球，以赚钱为目的，有点甚至是被迫成这样的。这样来看，他们与易性癖就是千壤之别了，易性癖是不认同自己的生物学性别，认为自己生错了，尤其是要求变成男性的易性癖者，她厌恶她的女性生殖器及第二性征，要求切除。

人妖是社会的一种不正常现象，与易性癖不同。它的存在是社会的悲哀，而易性癖者造成了个体的痛苦。

7.太监是变性人吗？

太监又称宦官，通常是指中国古代被阉割后失去性能力而成为不男不女的中性人，他们是专供皇帝、君主及其家族役使的官员。又称寺人、阉（奄）人、阉官、宦者、中官、内官、内臣、内侍、内监等。

唐甄在《潜书》中这样描绘太监："望之不似人身，相之不似人面，听之不似人声，察之不近人情。"为什么这样说呢？唐甄解释道：他们长得臃肿，弯曲，好似长了瘿结，鼻子里呼呼作响，如同牛和猪一样，因此不像人的身体；他们长着男人的颊骨却不是男人，没有胡须却不是女人，虽然面如美玉却没有一点生气，因此不像人的面容；

他们的声音好像儿童一样稚细却不清脆，好像女人一样尖细却不柔媚，你说它嘶哑但又能成声，你说它如猩叫但又能成人语，因此不像人的声音；他们可以很爱人，也能下毒手害人，当他们怜悯你时流涕而语，而当他们憎恶你时，则斩杀如草，因此不像人的感情。

迷宫一样的宫廷内便需要“绝对安全”的奴仆，怕戴绿帽子的皇帝便与不能人事的太监“焦不离孟，孟不离焦”，共同成为庞大的帝国大厦中的两块最重要的基石。当不当太监，与道德的优劣、人格的高低无关，一种体制的向心力、一种文化的惯性，并不是哪一个人所能抗拒的。

太监一般来自这些人群：一是罪犯或战争中的俘虏被强行阉割的。二是各地作为贡品奉献给朝廷的。三是自己阉割的人（自宫者）。战国、秦、西汉时都没有宦官自宫的记载，到后汉末期开始出现一些自宫的人。

据史料记载，制造太监的阉割方法有4种：割去全部阴茎和睾丸；只割睾丸；将睾丸压碎；割去输精管。

虽然太监没有生育和进行性交的能力，但同样有情感上的需要，一些太监也为了显示权势而娶妻纳妾，《后汉书·刘瑜传》曰：“常侍黄门亦广妻娶”。如唐朝的太监高力士、李辅国皆曾奉旨娶妇，高力士娶刀笔吏吕玄晤之女为妻；李辅国娶元擢之女。由于宫中仆役的生活苦闷寂寞，有些太监会与宫女、女官结为对食或菜户。对食多为短暂交往，而菜户关系有如夫妻，在明清时期最为普遍。有些甚至比一般夫妻感情更为深厚。由于宦官缺乏性能力，一般的性爱方式仅限于爱抚、口交和假阳具。有些太监为恢复性能力，不惜杀人，食用人脑。

太监并不像影视剧、史料记载及现代人对它的偏解一样：生理的不正常导致心理也不正常。在历史上发明了造纸术的蔡伦，还有我们从小就知道的“七次下西洋”的郑和，都是太监。在于心理健康与否，不在于你生理上是否正常，这完全取决于你的心理。

古代的太监现象就如现代泰国的人妖一样，是社会文化的特产，是社会的悲哀。而他们是否属于我们这章所谈的问题——性身份障碍者，就像对自己“自宫”的太监，是否就厌恶自己的生物性别，立志做另一性别的人呢？不是，他们可能都有一些心酸的历史，不得已而为之。那么，对我们本节问题的回答就有了明确的答案古代的太监不是变性人。

七、讨厌自己男儿身的佳佳

出生时一位男孩给家里带来了多少欢声笑语，但他却不接纳自己的生物性别。他觉得自己是个漂亮的女孩，从一开始就是。他虽然以一个男孩的角色生活着，但他的内心却以女孩在过着。这心灵与肉体的断裂，是多么痛苦的一件事呀！

案例介绍

佳佳是一个青春期的男孩，每到填写各种表格中“性别”这一栏时，佳佳总是无意识地把笔悬在半空中，最后不情愿地写下那个“男”字。佳佳现在在一所大学读书，他说他从未去过校园内的任何一个厕所。他说自己虽然是一名男生，但进入公共的男厕所，他会觉得很尴尬。为了改变这一切，佳佳宁愿用肉体上的痛苦来换取精神上的愉悦，然后好好地生活下去。

那么，佳佳为什么会有这种奇怪的想法呢？佳佳叙述道：“我的家住在四平市附近的某县城，可以说我的童年是非常快乐的。因为那时的我一直认为自己是个女孩，看着镜中漂亮的自己，我时常感到荣耀。小时候，父母很少给我买衣服，倒是姑姑经常给我买。我特别喜欢姑姑买的衣服，现在想想，也许是那些衣服穿起来使我更像一名女孩吧。其实，从小一直到现在，我最爱穿的服装就是裙子，但是从来没有人给我买一件。那时姨家的姐姐经常来我家玩，于是我就穿她的裙子，这是小时候最幸福的一件事。后来，我上了小学。我总是跟女同学一起玩，从来不和男同学一起玩。有一次，班级进行大扫除，班主任老师让所有的女孩子都去擦玻璃。我是多么地想去擦玻璃啊！但我是男生，我只好呆呆地站在原地，不知如何是好。这时一位女同学跑过来问我：‘你咋不去擦玻璃啊？’看来不仅是我把自己当成女生了，同学们也都把我当成女生了。我为什么就不能去擦玻璃啊！从那时起，我开始憎恨自己的身体。我开始不愿意去学校的男厕所，但有时真是挺不住。于是我想了个办法，就是在上课的时候请假上厕所。老师问：‘你为什么老是上课时去厕所呀？’我说：‘下课的时间多宝贵呀！’可总是上课时请假去厕所，老师也不太高兴，于是我就强迫自己少喝水。刚开始的时候，有时渴得心里发慌，几个月下来，也许是习惯了吧，我不爱喝水了，每天放学回家上厕所就可以了。这个习惯一直保持到现在。从小学到初中，我学习一直很好，没有辜负父母对我的期望，我以优异的成绩考入了县里的重点高中。我的家离这所高中非常远，父母本想让我住学校的寝室，我就是不同意。我始终认为自己是一个女生，一个女生怎么可以和几个男生住在一起呢。那时父母并不知道我心里所想，在他们的眼中，我是一个乖巧、内向的儿子。后来，母亲陪我一起在学校附近租了房子。随着年龄的增长，我身体的变化越来越明显，我也越来越讨厌自己的身体。为什么命运和我开这么大的一个玩笑？为什么命运会将一个女性的灵魂硬塞到男性的身体里？在亲朋好友面前，我努力掩饰自己过分女性化的举手投足。但有什么能掩饰灵魂的举动呢？我活得快要透不过气来了。上高中后，我更女性化了，但我不敢穿太女性化的衣服，只好买一些非常中性化的衣服，努力把自己打扮得漂亮一点。随着青春期的来临，我心底也萌生了对爱的渴望。我对女生没有一点感觉，我爱的是男生。但是，我能大胆地去爱吗？想到这一点时，我绝望了。”

看来，佳佳不但有变成女性的欲望，还有对男性的爱慕之情。这种易性的想法以及只针对同性的爱是怎么发展的呢？佳佳继续谈到：“我本以为自己的人生中只会有暗恋，不会有什么爱情。我梦想哪天有个男生爱上我，但我从没想过梦想会成真。超是我高中时的同班同学，他长得高大帅气，看他一眼我的心便狂跳，脸也变得通红。超就坐在我的后面，我们平时很少说话，只是偶尔探讨一下学习方法。没想到那一天在放学的路上，超叫住了我，他说了许多喜欢我的话，正当我紧张得惊慌失措之际，超吻了我，我的初吻就这样给了他，我的初恋也就这样给了他。我和超之间的爱情绝对不是同性恋。同性恋和我一点关系都没有，我始终认为我们之间的爱情就是异性之间的爱情。因为超是把我当成一个女生来爱的，而我也是把自己当成一个女生来爱超的。那时我们像所有的恋人一样，有过快乐、有过悲伤，偶尔也会吵架。我对超管得很严，绝对不允许超多看别的女生一眼，为这事我们没少吵架。我和超彼此心里都很清楚，我们的爱情是没有未来的，只因我不是一名真正的女人。我们相恋了半年多就分手了。我们都没有向对方说分手，只是心知肚明不再说话、不再联系了。我们成了最熟悉的陌生人。我的心里非常痛苦，我想超也一样吧。”

最终，佳佳和男同学超之间的同性的爱情没有结果；那么佳佳脑海中变成女性的想法，会不会因此而改变呢？“从那时起，我在心里暗自发誓：一定要做变性手术，否则只有死亡。懂事时起，一想到自己是个男孩，就觉得非常不幸。高三那年，更大的不幸降临在了我的头上。妈妈患上了脑瘤和乳腺癌，我把所有的精力都放在了妈妈的身上，不再去想变性的问题。天真的我本以为好好照顾妈妈，妈妈就会好起来的，但几个月后，由于脑瘤压迫，妈妈的眼睛失明了。我每晚都以泪洗面，乞求上天让妈妈快点好起来，我愿意替妈妈去受苦受难，但一切都无济于事。距离高考还有7天时，妈妈走了，临走时妈妈说对不起我，其实，是我对不起妈妈。妈妈生前最希望看见的就是那印有金榜题名的信封，于是我咬牙参加了高考。虽然高考的成绩不太理想，但总算是考入了长春的一所普通高校。离开家来到大学校园，对母亲的思念愈加强烈了，我依旧在校外租房子住，为了照顾我的生活，爷爷和奶奶来到长春和我一起生活。每天我准时来学校上课，下课就往家走，不参加学校和系里举办的任何活动。我以一个男性的身份活在世人的眼中，我以一个女性的角色活在自己的世界里。大学是恋爱的天堂，但是我却没有能力去追求喜欢的男生，我想变女性的欲望越来越强烈了。每天上学之前，我都要为自己化妆，走在校园的林荫小路上，我清楚地感觉到同学们异样的目光。即使这样，我也会把自己打扮得很女性化。读大一时，有一天我在报纸上发现某整形医院可以免费为我这样的人做变性手术，然后做他们医院的代言人，我决定去试一试。背着亲朋好友我去那家整形医院面试，结果竟然通过了。这就意味着我有机会变成一个实实在在的女人，我不想对家里再隐瞒这件事了。那天我给父亲写了一封信，告诉父亲我想要做变性手术。在信封里，我还放了一本韩国变性明星河莉秀的自传。父亲看到信后，当晚就给我打来了电话，他让我回家。我做好了一切心理准备。本以为父亲看到这一切后会骂我、打我，甚至不要我这个儿子。可到家后，父亲一句话没说，凝视了我好长时间，然后拍拍我的肩膀说："我要是有个女儿也好。"我从心底感激父亲对我的理解与安慰。紧接着，家里所有人都知道了我要去做变性手术的事。爷爷和奶奶极力反对，他们非常传统，最重要的是他们认为做手术对身体不好。姑姑和叔叔找我谈话，他们都很理解我，但他们要求我读完大学再说。叔叔对我说："你的母亲不仅想看到你金榜题名，更希望你在大学能学到更多的知识，做什么事都不能把学习耽误了啊！"听了叔叔的话，我放弃了这次做变性手术的机会，决定先把大学读完，然后再做变性手术。读大学期间，我只有一次短暂的恋爱，和一个网友维持了一个月的关系。我认识了几位好朋友，我对他们从来不隐瞒自己想变成一个女孩的愿望，他们也都非常支持我，对我没有任何排斥。我在心里深深地感激这些好朋友。今年的7月份，我将正式从学校毕业。我又联系了以前那家愿意为我免费做变性手术的医院，但他们已找到自己的形象代言人了。做这样的手术费用很大，家里不富裕，怎么办呢？我一定要变成一位女性，这是我活下去的唯一理由！"

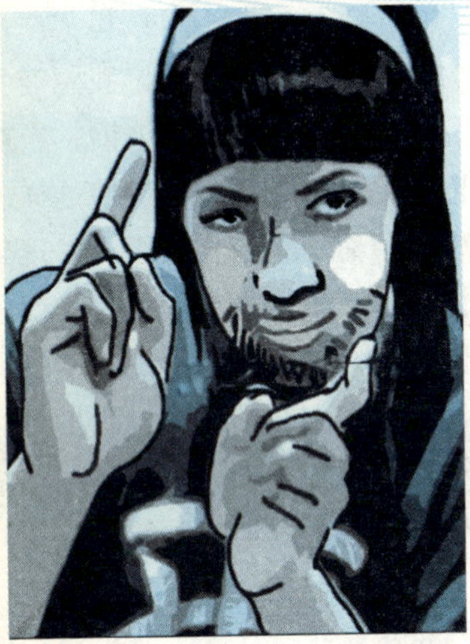

“我是美女，大家认同我吗？”

案例分析

人类在胎儿3个月就已经出现了性别差异，到婴儿出生时一眼就可辨认出男女，这是生物学上的差别；到3～4岁时，大部分儿童已能正确识别自己和他人的性别，这种“心理”确认自己是男还是女，称之为“性自认”或“性识别”。这个时期如果处理或引导不当，便会导致“性识别障碍”——自身发育明明是个正常的男性或女性，却强烈固执地认为自己是异性，并接受异性的气质、动作、习惯及服饰，有的人甚至发展成性心理障碍。因此，从婴儿呱呱坠地开始，父母就负有培养孩子“性角色”的责任。在此过程中，容不得半点的扭曲和造作，是男孩就要让他进入男孩的天地，喜男性之所喜，为男性之所为。灵与肉的断裂，即使不让人痛苦绝望，也会让人疯狂——这是在整理佳佳这段经历时最深切的感受。但是，坐下来再冷静地想想，似乎不必非此即彼。没有任何一种困境能把人逼上绝路，往往是自己的心把自己逼上绝路。只要给自己的心松绑，任何的压力都会让你相对轻松。愿佳佳能实现自己的女孩梦，即使实现不了，也能通过自我调节，找到幸福。

相关知识链接与思考

1.什么是童年期性身份障碍？

童年期性身份障碍十分罕见。这类儿童对自己的生物性别很排斥，希望或者坚持认为自己属于另一性别。就像本案例中佳佳一样。有这种障碍的女孩总会寻求男性化的活动或是寻求男孩同伴团体，程度远远超过通常所说的“假小子”。有时，这些女孩说她们相信自己迟早会长出阴茎。有这种障碍的男孩则愿意参加女性化的活动和参加女孩的同伴团体，并且很早就穿女孩衣服。他们厌恶自己的阴茎，希望它消失。

2.童年期性身份障碍的表现及医学界定

就算称呼和抚养方式明确，即使生殖器分化不良，一般也不会影响儿童的性身份识别。大多数存在性身份冲突的儿童在成年后不会有性身份障碍。儿童期身份障碍通常出现在2岁左右，患儿偏好异性服饰，坚称自己为异性，强烈且持久地渴望加入典型的异性游戏和活动，对自身性别存在消极情绪。例如：一个小女孩会坚信自己将长出阴茎，变成男孩，她会站着小便；小男孩可能会蹲坐着小便，希望除去阴茎和阴囊。绝大多数此类患儿在6~9岁时才被发现。

诊断标准须符合如下条件：渴望或坚称自己为另一性别；对自身性别的不适感或对自身性别角色的厌恶感。易性标志绝不仅仅是渴望成为异性从中获得人文益处。例如：一个男孩子说他想做女孩，这样他就可以像他的小妹妹一样受到特殊照顾，这就不表示他有性身份障碍。要确诊性身份障碍需要有显著的痛苦或者在社会、职业或其他重要功能领域的明显损害。如果个体仅仅热衷于异性装扮或其他异性活动，而没有反复发作的心理痛苦或功能损害，或者个体在躯体上具有两性症状(如先天性肾上腺增生,生殖器分化不良,雄激素失敏综合征)，均不能诊断为性身份障碍。性角色行为遵从一系列传统的男性或女性习惯。比起男孩子的娘娘腔，西方文化更能包容年轻女孩的假小子行为(通常并不伴有性身份障碍)。许多男孩扮作女孩或母亲的角色，包括穿戴姐妹或母亲的衣服。这种行为通常是正常发育过程中的一个阶段。这种行为和伴随的希望表达只有在极端情况下才会成为异性偏执，这时才应考虑诊断为儿童期性身份障碍。

在此，我们看下面这个案例。根据性身份障碍的医学界定就不能认定本案主人公为性身份障碍者。

男性假两性畸形的性心理成长——两名巴勒斯坦男孩艾哈迈德·费伊兹·拉波和纳迪尔·穆罕默德·萨利赫是表兄弟，他们的外貌穿着看起来与一般男孩没有区别，但实际上他们被当女孩养了16年。原因是他们患有一种罕见的怪病，很长一段时间看起来像是女孩。

出生时被误认为是女孩。拉波和萨利赫出生时就患有“男性假两性畸形”。由于母亲怀孕时缺少一种激素，导致他们的男性生殖器隐藏入腹部，看起来与女性相似。因此，当时的医生将他们认定为女孩。

结果在过去16年中，他们一直穿着女性衣服，行为动作也都模仿女孩。但是当他们进入青春期后，各种苦恼随之而来。他们的身体开始产生睾丸激素，脸上开始长胡子，身上也出现男性特有的肌肉。萨利赫的父亲说：“过去，他们乘坐汽车前往女孩学校上学，但是现在他们长出了胡子，让他们很难上街和上学，心理上也承受了巨大压力。”在亲戚家人的支持下，拉波和萨利赫将自己变成了男孩。他们换上男孩的衣服，剪掉长发，开始上男孩学校。其实，在拉波和萨利赫生活的加沙地带贾巴里耶地区，像他们一样患有男性假两性畸形的人还有很多。加拿大籍儿科医生杰哈德·阿布迪亚说，在过去7年中，他已经诊断出80多名患有男性假两性畸形的孩子，数量之多令人吃惊，即使在全世界这种疾病也是非常罕见的。他认为，发病率如此之高可能与当地人奉行近亲婚姻有关。拉波的哥哥马迪拉姆(21岁)、表哥哈米德(32岁)也患有同样症状。病情很难被及时发现。在西方发达国家，如果诊断出患有男性假两性畸形，可能会很快接受手术治疗。但是在战争肆虐的加沙，由于医疗水平很低，几乎很难发现这种出生缺陷。杰哈德说：“很多人发现得太迟了。”杰哈德对这些人的建议是，现在立刻适应男性衣服，剪掉长发，然后为做变性手术做准备。

患有这种疾病的人通常遭受精神上的折磨，因为加沙是一个保守社会，女性和男性之间有着严格界限。尽管有家人的支持，拉波和萨利赫也承受很大压力。他们向国际社会呼吁，帮助他们筹集变性手术的昂贵费用，希望自己能够过上正常人的生活。但困难的是，即使他们接受变性手术，巴勒斯坦当局也不会更改他们身份证上的性别，那将限制他们接受高等教育。此外，拉波和萨利赫还有很多健康问题，比如身体缺陷导致的肾脏感染及其并发症等。

拉波的父亲说："这纯粹是一场人道主义危机，一个大家庭竟然有4个患有同样疾病的人。如果我们为这些孩子提供变性手术，需要3万美元，我们根本无力承担，而且加沙也没有那么先进的医疗技术。"很多巴勒斯坦人说，他们的性别和身份依然模糊不清，就像他们周围的土地争议一样。

因为出生时性别畸形，导致按异性身份抚养。但青春期男性第二性征的出现，让他们的生物学性别明显。他们接受自己的身体，按男性身份生活，虽然需要解决的问题很多，但他们会逐渐接纳。所以，对此种病例，我们不认为是性身份障碍。

3.个体性心理的发展过程

个体的性心理发展关键期是儿童期和青春期。虽然在青春期之前个体的外观是不分性别的，但自幼儿期以后个体的自我意识、认知能力、情感体验的进一步的发展提高，使个体的性心理也有了一定的发展。现在我们就来看看儿童期性心理的发展：

儿童性心理的发展受着生理因素和社会因素两方面的影响。生理因素是心理发展的物质基础。人在性的发展过程中具有决定作用的生理因素包括生殖系统的结构、体内激素的产生、生理成熟的程度等等。例如，生理成熟程度会影响儿童心理的发展，如果一个女孩比同龄的人长得太高，她就可能觉得自己不符合理想的性角色。儿童性心理还受着社会生活条件的影响，家庭环境、父母的自身表现和教育方式、结交的朋友、社会风气、文化宣传等，都会在儿童性心理上印下烙印。

人类的性表现和性行为不是无缘无故发生的，而为性心理所制约。性心理又受生理因素，特别是社会因素所影响。人从一个婴儿要成长为真正的男人或女人，必须经历一个社会化的过程。从幼儿开始，怎样会意识到自己是男人或女人，为什么要按照男孩或女孩那样去行动，怎样承担起作丈夫、父亲或妻子、母亲的职责，在性行为方面如何才能不越轨等等，都要学习、领会、改造，即实行社会化。树立健全的性心理，确立自己的性角色，并按照性角色规范去做。如果在社会化的过程中发生障碍，就会产生性变态，性倒错等现象。

儿童性心理的发展，主要是以下四要素的形成和发展。儿童通过观察和模仿所得到的自身感受，周围人对他们一些行为表现是赞许或反对的反应这两条途径来得到某种心理刺激。

（1）认清性别标志。性别标志就是同“是男是女”联系在一起的语言和行为。它既包括对主体(自身)的认识，也包括对客体(他人)的认识。儿童通过衣服、头发、胡须、称呼等认清自己或他人的性别。例如：幼儿从父母对他说“你是男孩子”，自己穿男孩的衣服，小阴茎，站着小便等认清自己是男孩；从别人的头发、服装、胡须等方面认清他是“哥哥”或“叔叔”；对称呼“姐姐”或“阿姨”的人她们的服饰、头发、体型等与“哥哥”或“叔叔”的不同，从而认清主体和客体的性别。如果把自己或他人的性别搞错，人家就会笑话，这就使他的认识得以纠正。例如，一个小男孩同妈妈一起去女浴室洗澡，阿姨们都取笑他，说“你到底是男孩还是女孩呀？怎么到女浴室洗澡”，他就会很不好意思，那么下次洗澡就会让爸爸带他去而不与妈妈一起去了。

对于性别标志的认识，一般人都不会发生错误的。但有极少数人主体的性别认识有倒错现象，即所谓“性别同一性障碍”。这样的人在生理上是正常的男人或女人，但往往从幼年开始就强烈地认为自己是异性，即男人认为自己是女人，按照男人的方式生活，女人认为自己是男人，并穿男人的衣服，并喜欢按女人的方式生活。他们认为“肯定是上帝把我的性别搞错了”。这种倒错心理往往终身难改，他们发展下去就要求做性别更换手术，即男子切去阴茎、阴囊并做人工阴道；女人就要做人造阴茎。现在，世界进行这种手术的人数以万计。据报道，我国首例性别重塑手术于1992年7月在北医大附属三院获得成功。这也是世界上第一例男女性器官内部互换手术。这两位变性手术者都是大学生，一位刚跨出校门，一位尚未毕业，他们都是自幼起就喜欢按异性的方式打扮自己，虽多次挨骂，但仍不悔改，经鉴定都患有“易性癖”的精神疾病。他们都强烈要求做更换性别手术。经过手术，使两个年轻人都改变了从前的性别。

若在幼年时的性社会化过程中发生障碍，以及没有认清性别标志，那么就有可能产生这种变态的心理。

（2）学习性角色规范。性角色规范就是在社会生活中，人们以不同的性角色出现，而社会对不同的性角色有不同的期望和要求。例如，男孩子要勇敢坚强，女孩子要文静淑雅；丈夫应主动承担养家的责任，保护妻子，妻子要管理家务、孩子、体贴丈夫等等，个人只有按此实行，才能和社会达到和谐一致。

性角色的规范是从幼儿开始就点点滴滴地灌输而逐渐形成的。父母在孩子很小时，就对他(她)们的行为是否符合其性角色而加以赞许和批评。孩子从赞许或批评中逐渐懂得了怎样做才符合自己的性角色规范。例如，男孩子比较顽皮，摸爬滚打，喜欢舞枪弄棒，大人们就说：“这孩子以后准能当个将军”，若女孩子顽皮，到处爬上爬下，大人们就要说：“怎么一点也不像女孩子，疯疯癫癫的”。同时，姓名、服装、玩具都有性角色的区别。男孩的名字多用“勇、虎、强”等，女孩的名字多用“丽、红、云”等，这也明显地反映出对不同的性角色的期待。另外，父母对待孩子的方式也有性角色的区别。一般对男孩子给他们买枪炮、车等玩具，培养他们坚强勇敢的性格；而对女孩子则给买娃娃、花等玩具，培养她们文静贤淑的性格。所以，性角色的规范同父母的教育和他们所期待的理想性角色的要求是分不开的。

性角色规范受社会因素的影响很大。我们传统文化要求男子坚强、勇敢、豪爽，女孩子应该文静、贤淑、体贴。男人如果脂粉气太重、女人气，就会遭非议，许多人不欣赏银幕上的“奶油小生”，原因就在于此。而对女子若有点男子气，人们还是接受的，说她很“泼辣”“能干”，但如果太过分，也就不好了，走路大摇大摆，吃饭狼吞虎咽，人们见了也会摇头。但是，现在传统文化不断受到冲击，那些受社会因素影响的性角色规范也发生变化了。虽然这种变化不为所有的人所接受，但是，它的发展正越来越冲击着传统文化对性角色的要求。比如，女子举重、女子健美等一些体育活动的发展。

（3）建立与成年人的同化。在儿童心理发展过程中，他们会产生“要像大人一样”的愿望，这种愿望会导致他们对同性家长或同性所崇拜的人物进行“认同”，也就是说，被他“认同”的人“同化”，这种同化作用也就是对他人的特征的吸收，可以促使男孩向“男子汉”“丈夫”“父亲”的方向发展，女孩向“女强人”“贤妻良母”的方向发展。

促成性角色“同化”的最重要机制在于发现相似性。当孩子在发现自己与父亲或母亲有某种一致性，就趋向获得这种他所欣赏的品质。对这种一致性，孩子可以从父母的体形、外貌、风度、能力等方面发现，也可以从父母对孩子的教育中获得。比如，大人教育孩子：“要像爸爸那样坚强”“男子汉不要动不动就哭”等等。如果孩子对同性家长的某种品质特别欣赏，为了提高自己，他将加倍努力地寻求和家长一致，同时，也促进了他向同性成人的“同化”。

应该说明的是，幼儿的同化作用并不只是对父亲或者母亲，而往往是同时进行的。不过有所侧重。目前人们认为，儿童和父亲、母亲同时发生“同化”作用，吸取双方各自优点，也就是说无论男、女都应具有双性气质，既具有男子坚强、勇敢、果断等优良品质，又具有女子细致、温柔、体贴等优良气质，这才是最全面的。因此，父母对和儿童性角色的正形成有着极大的促进作用。

（4）对性角色的情感倾向。性角色的情感倾向是指一个人对那些和性别相联系的活动所持的态度和偏好。比如：男孩对电视、电影中打仗、枪炮特别感兴趣；女孩对花卉、布娃娃等特别感兴趣等等。这种情感倾向在一生中可以有多次变化。例如：一个女孩在幼小时与男孩、女孩一起玩耍，到六七岁以后就只和女孩玩，和男孩的界限分得很清楚。据研究发现，无论怎样，3岁左右的孩子就具有比较稳定的性角色情感倾向了。这种情感倾向的形成和发展受到多种因素的影响。

首先，决定于个人因素。如果一个人的秉性和素质都适应于某种性别的规范，那么，就越趋向于这些规范，喜欢它并朝它的方向发展。例如，好动的孩子就喜欢好动的事情，好静的孩子就喜欢好静的事情。

其次，决定于“同化”作用，孩子越欣赏某种性别的家长，就越趋向于按其方式行动。这种“同化”作用不仅有父母，也有他们欣赏的英雄人物或崇拜的人。

三是受环境因素影响。环境对某一性角色有种种评价和暗示，这对性角色倾向性影响也很大。例如，社会上较普遍地存在重男轻女现象，这就形成了某些女孩的自卑心理，据统计，100个男孩中只有1个想做女孩，而75%以上的女孩愿改性做男孩。环境因素中还有社会文化等因素的影响，电影、电视中性角色的形象，当孩子缺乏正确的情感倾向时，往往不加区别地模仿，以满足他们的好奇心。这就需要大人们及早地发现，并予以纠正。

心理学家弗洛伊德也将个体的发展过程以性心理发展为线索分为5个阶段：①口唇期：从出生后到1岁。在这一时期婴儿性快感的满足主要借助口唇，在吃奶的吸吮中婴儿获得快感。②肛门期：大约从1

岁开始，持续到2岁。在这一阶段，排泄机能成为婴儿性快感的主要目标，婴儿从排泄活动中得到极大的快乐。③生殖器期：亦称性蕾期，从2～3岁。弗洛伊德认为，直到生殖器期的最初阶段，婴儿的性能量都是指向自身，他的快乐是自乐。在生殖器期的后期则发生了重大变化。幼儿开始将性能量多指向外界对象，男孩的性欲指向母亲，叫做恋母情结，女孩的欲望指向父亲。男孩的欲望指向母亲时，总要无意识地与父亲争夺爱，敌视父亲。这种冲突导致另一情结——阉割情结，小男孩害怕父亲，害怕他惩罚自己的恋母感情，阉割自己的生殖器，小男孩随后放弃了恋母情结，转而与父亲同化。女孩的性心理发展也大致经过了一个从恋父到放弃恋父，与母亲同化的过程，在这一阶段，儿童人格、性别同一性、道德良心都开始形成了，这是人生发展的最重要阶段。④潜伏期：在经历了恋母情结之后，儿童的性心理进入潜伏期，在此时期，儿童的性欲保持沉寂状态，对异性漠不关心，游戏时大多寻找同性伙伴。⑤生殖期：在弗洛伊德看来，只要能成功地解决以上所有性心理阶段的冲突，个体就能达到一种完美的境界，他在性、社会关系和心理健康方面都是成熟的，具有坚强的自我，能够控制不适宜的性冲动。弗洛伊德认为，这种意义上的健康人并不多见。

在性心理发展过程中，虽然遗传等生物学因素起着决定性，但环境、教养对性心理的发展更是起着不可忽略的作用。

4.儿童期性心理障碍及其问题

在上面的内容里我们介绍了儿童期的性身份识别障碍，除此之外，儿童期还有一些性心理障碍及性心理问题。在这里做一介绍。

弗洛伊德认为儿童期是性心理发展的“潜伏期”。这一阶段，儿童由于“恋父(母)情绪”受到阻碍或挫折，性欲得不到满足，于是，寻找新的对象，通常是同龄，同性别的朋友。他们对自己是男性或女性有强烈的自觉，认为和异性在一起是可耻的事，甚至对异性双亲也有厌恶之感。此期儿童性别意识强，同时对异性的好奇心开始增强，很想自己探索性的秘密。由于这种性心理的存在，相应出现了一些性心理问题，这些问题可能对一个人整个性心理的发展过程产生影响，严重的可导致成年后性变态心理。

（1）儿童手淫。儿童手淫最早发生在婴幼儿阶段，有学者观察发现，1周岁的男孩或女孩就有手淫行为，且可达到性高潮。在以后儿童的发育中，儿童往往自觉或不自觉地反复手淫。从父母表情、态度中，儿童往往知道这种行为是不允许的，因而时常偷偷进行。儿童期手淫是生长发育过程中的正常现象，大部分成年人在儿童期都有过手淫，这无需惊讶，它对身体也无多大伤害。

然而，对待手淫的态度和处理方式作用于儿童心理上所产生的影响，却远远大于手淫本身所带来的影响。态度正确，处理方式得当，可使儿童性心理健康的发展。一旦失之偏颇，儿童性心理就有可能会走上偏常发展的道路，影响整个心理健康的发展。例如，早年儿童的过分手淫起着强化性欲的作用，使得性欲亢进，而社会对此行为的唯一处理就是禁止，这种无意识的性本能自发要求与社会意识制约之间产生的矛盾，将成为持久而强烈的心理冲突的根源，如果这种矛盾得不到正确疏导，将造成各种心理障碍，产生多疑、紧张、焦虑、恐惧、抑郁和自责自罪等。

另一方面，儿童缺乏正确的性知识，受传统的性意识的影响，手淫可能使他们自身不洁感，使他们自“我”形象和自尊心严重受损，引起羞辱、自卑、沮丧、离群和孤僻。正像我们看到的，有些中学生，由于从小过分手淫，到了青春期后，性欲强化，又无正确指导，心理冲突日趋加深。有的整天忧心忡忡，萎靡不振，学习成绩下降，社会生活退缩；有的甚至采取一种对自身和社会最不负责任的消极自“我”摆脱方式，自暴自弃，摒弃社会伦理道德，甘愿堕落，成为性犯罪者。

（2）性身份和性角色的认同障碍。一般来说，儿童期的认知水平已发展到一定程度，具有性的自我识别能力，能够意识到自己的性角色，接受性角色的要求。但有些父母不管孩子的真实性别是什么，硬要按照自己的性别愿望打扮孩子，结果影响了儿童的性别行为和对自己性别的心理选择，引起性角色认同障碍。久而久之，造成性角色的混乱，性心理的倒错。在对同性恋的病因分析中发现，多数同性恋者均有过在儿童期扮演异性角色的体验，他们体验到的是异性心理状态，对同性感兴趣，对异性不感兴趣。因此，我们对儿童性角色的要求和教育一定要符合儿童自身的性身份，不能按照自己的愿望培养儿童性角色。

（3）不适当的性接触。异性儿童之间进行的性游戏，尽管在儿童期很少，但确实存在。儿童期具有幼稚好奇、模仿、丰富的想像力和强烈的求知欲的天性。他们对性器官和性交往的认识既新奇又肤浅和朦胧，他们学着大人的样子亲吻，爱抚，但却不懂得其中的含义，这种不适当的性接触和性体验本身并无多大危害，但如果不被正确引导，或被大人打骂，惩罚或大人抱着视而不见的态度，就有可能导致他们成长后的性变态，如窥阴癖、露阴癖等。严重影响他们性心理的正常发展。

（4）儿童与父母不恰当亲近关系引起的性心理障碍。父母与儿童之间应该有一定的亲近行为：如抚摸、亲吻、搂抱等。这样的行为保持在一定的限度内，对儿童的性心理向健康方面发展是有益的，过少与过分的亲近都会有损于儿童身心健康发展。比如吸吮口欲或皮肤爱抚的要求未能得到满足，可以引起婴儿情绪方面的障碍，表现为经常哭闹、睡眠减少、不愿与人接触等。而这些情绪方面的障碍常常伴随有植物神经系统功能的变化，如呼吸、心律的改变、胃肠道机能和内分泌功能的变化。如果上述情况反复出现，则可形成条件反射而巩固下来，在以后的生活变化中或其他的心理刺激的激发下，很容易产生过度的反应，导致疾病的形成或恶化，如植物神经功能紊乱、哮喘、甲亢和消化道溃疡等。再如过分的亲近使得儿童长大以后，一旦缺少一点爱，就会表现出胆小怕事、焦虑、感到失去安全感，并试图以孩子气的方式缓解这种恐惧。儿童期摆脱不了对父母的性吸引，成长以后就会产生心理障碍。弗洛伊德认为成年期的神经症往往是由于儿童期与父母关系不正常形成的症结而引起的。因此，父母应正确引导孩子并使其摆正这种关系。

5.如何进行正确的性教育

从上面的知识我们已经知道，许多性心理障碍是父母的不合适态度及做法造成的。那么，父母对于性教育，有哪些做法可以参考呢？

（1）让孩子了解生命来源等科学知识。父母可以开诚布公地与孩子讨论性及性器官的基本常识，让孩子知道大人对此所持的态度。告诉孩子性器官与身体的其他器官一样，都是健康人所不可缺少的重要器官。它们担负着重要的生理功能，我们有责任好好对待它们，保护它们。能够通过大人的语气、眼神和表情，让孩子察觉到，知道成人对生命的尊重与爱护。

（2）让孩子认知自己的性别角色。父母要引导孩子自我认知性别角色，明白自己是男的还是女的，并初步了解男女的区别，树立起自我保护意识。父母可以让孩子适当地理解男女的不同，学会尊重对方的身体，获得充实感和安定感，这对孩子健康性意识的形成至关重要。

（3）清洁身体和养成良好的行为习惯。清洁身体也是性教育的内容。包括：手纸的使用方法、擦屁股的方法、内衣的清洁等。比如，女孩子擦屁股必须从前往后擦，而决不能弄反了，否则会引起性器官的炎症；男孩子不能用刚玩过玩具的手去摸小鸡鸡，不以显露和玩弄生殖器作为玩耍和逗乐的手段，以免“伤害”这个“最重要的地方”。养成良好的卫生习惯和生活习惯，勤换内衣，不穿太紧的裤子，不盖太暖的被子，采取正确的睡姿，避免俯卧位姿势，学会使用冲洗坐便器。

（4）不要随意给孩子贴上“手淫”标签。如果孩子有“手淫”的动作，父母可以不露声色地转移孩子的注意力，借助科普图片(如细菌、病毒的图片)使孩子逐渐明白玩生殖器的种种弊端，充分理解孩子只是出于好奇而想了解性器官的心理状态，用爱心、耐心使孩子在无意识中改掉这个习惯。

（5）父母要以身作则、为孩子树立榜样。

孩子的性教育主要在于父母，父母的言谈举止时刻在影响着孩子。父亲要多和儿子接触，也要多和女儿接触，母亲也是同样，使孩子同时在父爱和母爱中涉取双亲气质中的良好方面，具有“双性向度”，对父母的良好同化是孩子健康成长的影响根源。

父母还可以在许多生活细节中鼓励孩子，如当男孩勇敢完成一项任务时，表扬他：“你真是个勇敢的男子汉！”引导他看见自己性别角色的发展，观察自己的进步，感受到自己的价值，建立自信。

（6）正确回答孩子的性问题。当然，是采用他们可以理解的语言。可以用植物、动物来比喻，且态度要神圣，坦然，杜绝羞于回答，或是含糊不清地回答，或严厉斥责孩子。

（7）教导孩子保护自己。父母在以自然方式跟孩子谈“性”及“生儿育女”的情形时，同时也要注意自己在家中的言行和隐私，且让孩子养成良好习惯，并时常提醒、教导孩子如何保护自己，以免受到不肖之徒的伤害。

父母是孩子性教育的启蒙者，也是孩子最重要的性教育老师。要以自然、正常的态度，教导孩子正确的性观念，不要放弃自己的权利，而让一些不合格的误导者，教坏你的孩子，让他对“性”有错误的想法和观念。要让孩子在很自然的情况下，吸收性知识，使他的人生有个健康、美好的开始！有一位性心理教育的前辈所言，对待儿童性教育成人应该遵从这样的原则。一方面我们既要避免指导者自身的横加干涉；一方面我们更需把足以阻碍自然发育的影响铲除干净。这好比种谷子，前者是要消极地不拔苗助长；后者是要积极地除恶草。

而母亲就必须承担着这一重大任务。

6.如何对待儿童期性心理障碍

对儿童期性心理障碍的出现以预防为主。在出现之前，施以正确的性教育。

对出现问题的个例，就像成人的性心理问题一样，如果对个案没有造成伤害，就不要去指责、批评。要知道你的指责或批评就像强化这个现象的强化物一样，使孩子的问题没有有效解决，反倒遗留下来了。其次，密切的观察问题的变化，是否向坏的方面发展，如果有此倾向，要积极求助专业人员。就是对待问题，父母要采取“表面忽视，内心重视”的方法。

如果发生了儿童期性心理障碍，寻求专业人员的帮助，了解应对的有效办法。切记，问题出现了，不是到了世界末日，能解决解决之，不能解决接受之。

但有一点要大家明确，如果你的孩子在出生时外生殖器分化不明显，不能很明确判断他的性别，最好做一些医学检查如我们前面提到的染色体核型，性腺器官及功能检查。尽早明确其生物性别，将畸形的生殖器整理（整性手术），然后按生物性别抚养。一般将避免一些性心理障碍的发生。

八、九年残杀七人，“天之骄子”成为变态杀手的李义江

人之本能之——性，不总是与美妙、满足、愉悦、健康等良性字眼联系在一起，也会和恶毒、犯罪混在一起。下面，就是一例这样令人痛心的个案。

案例介绍

2002年底到2003年初，北京连续发生6起类似的杀人案：遇害者均为男性，年龄在20岁到30岁之间，作案地点有4起是在遇害人家中，另外两起一起是在男厕所里，另一起是在野外。凶犯作案后，残忍地将对方的生殖器割掉。警方从受害人死时的共同特征分析，凶手极有可能是心理变态。2003年8月9日，警方将犯罪嫌疑人李义江抓获。

李义江原籍新疆，母亲为精神病人，经常无缘无故发脾气、砸东西，打骂儿子更是家常便饭。慢慢的，李义江对女性有了排斥心理。1994年，刚刚15岁的李义江莫名其妙地对男同学唐某有了异常的好感，而唐某发现李义江的亲昵举动后，不再理他。李义江不能接受唐某的疏远，2月21日那天，他在校园旁的苗圃里残忍地捅了唐某100余刀……

李义江上了高中之后，母亲的病情基本稳定，但父亲由于长期照顾母亲而性情大变，整日酗酒。李义江不是被骂就是被打，有几次醉酒后的父亲竟然拿起菜刀向李义江砍去。……1999年以新疆某市高考第二名的成绩考入北京一所名牌大学，两年后因多门功课不及格被学校劝退。抓获前李义江是一个叫“紫色男孩”网站的常客，交往者也多为男性。李义江被警方抓获后，供认了他在北京残害6名男子的犯罪

事实……

退学之后，李义江开始在北京一个繁华地段摆摊卖服装，业余时间就泡在网吧里，有时候他整宿都在网上浏览“紫色男孩”，和经常上这个色情网站的网友聊天。除去整天迷恋色情网站，李义江还经常去泡酒吧和迪厅。

李义江曾在酒吧被4个素不相识的男子灌醉并受到性方面的“虐待”。此后他通过网上聊天追踪到了那4个人，以约网友见面为借口，骗到对方的住址后携带刀子找上门去，趁受害人不备之际，采用捆绑等手段将对方杀害，并残忍地割下了他们的生殖器……

针对李义江系列杀人案，中央财经大学韦彦凌教授分析认为，李义江的家庭环境使得他的性格存在一定的缺陷。童年的经历，让李义江对女性产生了厌恶，甚至讨厌的印象，这些原因造成他在与人交往中产生扭曲的想法。走入社会以后，他很难和异性交往，自然就从同性那里寻求支持。这时色情网站的影响无疑把李义江往犯罪的深潭里又推了一步。在色情网站的诱惑下，他的变态心理被放大，但是他的性取向又不被社会所接受。所以他既要承受社会上的异样眼光，还要承受家庭给他的压力，以至于最终辍学。这些压力让他在以后的犯罪过程中得到了宣泄，他杀人时可能就是为了泄愤，对家人对社会的一种报复。

案例分析

这是摘录自2004年8月22日的《北京青年报》的一篇真实的报道。主人公李义江因家庭成长的环境使之对女性有排斥的心理，而自青春期以后，对同性发生了爱恋情感，成为了一个同性恋者。后因一些不良事件，致使他走上了犯罪道路。此例虽然不属于性犯罪，但我们从中了解了一位成为同性恋个体的犯罪心理。

我们通过前面的内容已经知道，性变态也称性倒错，或性心理行为障碍。表现为寻求性满足的对象和满足性欲的方式与正常人不同，常常用一些奇特的、违反社会习俗和社会道德的方式来求得性欲的满足。而此类人格类型较多，伴随出现的性犯罪也比较突出。

性变态在一定环境条件的约束下，可以控制自己的行为。性变态人格者，当其歪曲的性冲动付诸行动时，多数情况下将导致性违法犯罪。此类人格者犯罪一般应判定为有责任能力。

关于性变态者特殊行为责任能力的认定问题，因各国社会制度与文化背景的不同各有不同的规定，例如美国一些州规定年满21岁的人搞同性恋只要双方同意则不认为犯罪，如果两人以上或在公共场所则视为犯罪，一些州不规定为犯罪，克林顿当选总统后曾提出一次法案，允许同性恋者在军队服役。手淫鸡奸等一些奇特的性变态行为，在多数西方国家被认为是正常行为。在我国，一般认为性倒错行为或流氓行为，反常的性对象紊乱，应判定为有责任能力。

下面，我们了解一下各类性心理障碍涉及的法律问题。

（1）同性恋。真正的同性恋是那些男子被动型（扮演妻子）和女子主动型（扮演丈夫）者，他们对待同性恋伴侣如同正常夫妻，渴望建立家庭，如果“伴侣”与异性结婚而中断同性恋关系，就会引起极大的悲伤与痛苦，也会因此而发生攻击性伤害行为。有的甚至因此发生抑郁反应或自杀意图。有一部分同性恋者同时兼有异性性欲要求。还有一些是“暂时”或“代偿”性同性恋，他们基本上是异性恋者，只是偶尔在特定情况下，如远洋海员，修道院修女，监狱犯人等有暂时性的同性恋行为。境遇性同性恋以及偶然性同性恋者，离开特定的环境即恢复正常的性生活。真正的同性恋者与异性“水火不相容”，不能建立异性恋爱关系。同性恋以男性较多，年龄可见于多种年龄，但以未婚青少年为多，在我国，同性恋是社会伦理和习俗所禁止的行为，但不全是违法犯罪行为，而由同性恋者实施的报复性质的犯罪却屡见不鲜。

（2）露阴癖。这是一种通过在异性面前暴露自己的生殖器获得性快感和性满足的性变态行为，几乎均见于男性，这类行为在傍晚，夜间田野小径、人迹稀少的街道或其他偏僻的场所，寻找时机，遇到过路女性，便解衣暴露其生殖器，有的同时手淫或口出调戏性的语言，在引起对方的惊骇以后迅即离去，但一般不会出现暴力侵害行为。但是露阴癖是在意识清醒状态下的作为，故其对所实施行为具有责任能力。

（3）摩擦癖。此类性变态者几乎均为男性，其表现为在人多拥挤的公共场所故意挨、挤女性以使性器官勃起后碰撞或同女性身体摩擦而获得性满足，有时还伴有射精或手淫、触摸女性手臂、乳房、臀部、阴部。在性变态中此类多见，对社会治安及公共秩序造成危害，因此应视为流氓犯罪行为，应该负刑事责任。

总之，性心理障碍中变态人格类型众多，表现形式复杂多样。由于其人格偏离正常，故常出现不适应周围环境甚至是越轨或犯罪行为。在国外，变态人格者犯罪是一个比较突出的社会问题，据有关资料透露，惯犯、累犯当中变态人格者高达50%左右，初犯中占10%～20%。在我们国家，目前尚无确切的统计。

相关知识链接与思考

1.性犯罪——危言耸听?

性犯罪是指人在性本能的驱使下或在反社会意识的支配下，为满足性欲而对异性或同性故意采取的性侵犯他人性的权利，妨害、破坏社会秩序和社会人际关系的性交或非性交性行为。所有对他人肉体和精神造成伤害的行为都是违法的，应受到惩罚，主要有：强奸罪、强制猥亵、侮辱妇女罪、强迫卖淫罪、引诱幼女卖淫罪、猥亵儿童罪、聚众淫乱罪、组织卖淫罪、引诱、容留、介绍卖淫罪、组织淫秽表演罪等等。

如此说来，性心理障碍的许多患者可能正在性犯罪，如恋童癖者、施虐癖者等。而对此类性罪犯的责任能力判定，大多数是完全责任能力。除非部分人存在性心理发育异常或智能障碍,有的数次到专科医院就诊,他们的违法犯罪行为显然不宜等同于一般罪犯，其作案时控制能力应有不同程度的削弱甚至丧失。因此,鉴定时可能会考虑性心理障碍继发或伴发于其他精神障碍的可能性，若存在影响控制能力的其他精神障碍，则不宜依据性心理障碍评定责任能力。

性犯罪，不是危言耸听。

2000 ~ 2004年某省13个监狱的性犯罪在各类犯罪总人数中排列第三，其中每年性犯罪人数占总犯罪人数为7.5% ~ 9%。

我国青少年性犯罪的比率更高，青少年的犯罪数量高达总犯罪数量的70%，其中青少年性犯罪占青少年犯罪总数的30%以上。

未成年人犯罪通常是指已满14周岁不满18周岁的未成年人。不满14周岁的未成年人性犯罪行为也屡有报道。

海淀法院统计5年间受理的未成年人涉及性犯罪案件，发现数量不断上升，犯罪人的年龄主要集中在16~17周岁，犯罪类型主要是强奸案。

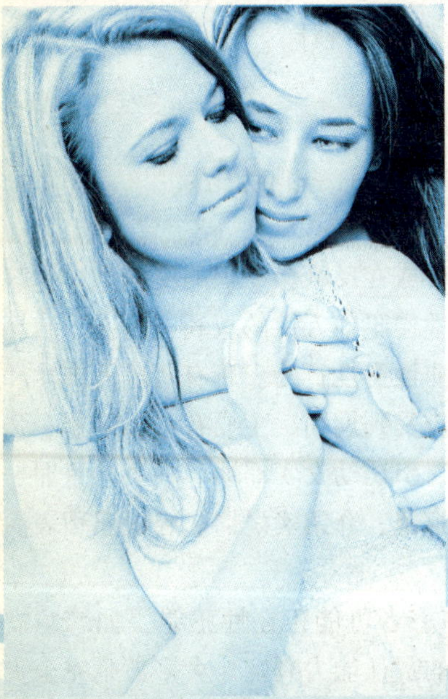

一项调查表明，性犯罪除对受害人造成躯体伤害、感染性病、意外怀孕等外，受害人急性应激障碍的发生率显著升高，为94%，创伤后应激障碍（PTSD）的发生率为49% ~ 80%，为所有创伤性事件引发PTSD发生率之首。

2.家庭环境与性犯罪

两个本应在校园里学习的花季少年，因为过早地失去了正常的家庭和学校教育，跌入了犯罪的深渊。门头沟人民法院一起未成年人轮奸案，两名被告人——17岁的小刚和16岁小林轮奸了年仅12岁的小华，法院以强奸罪分别判处两被告7年和5年有期徒刑。

小华是初二学生，经常去网吧上网，很晚才回家，有时夜不归宿。事发当天，母亲因为她上网批评她，小华一气之下，跑出家门上网。过了一会儿，小华的网友小林来到网吧，两人一块上网玩。这时，小林的朋友小刚也来到网吧，提出让小林带上小华一块出去玩，小华欣然同意，4人一起打车来到门头沟区一胡同的平房内。

小林提出想和小华交朋友，小华不同意，想往外走，被小刚等人拦住。小刚让小林单独劝小华，小林就对小华说，假装他们是男女朋友，小刚就不会把她怎么样了，并说他们只是演戏给小刚看。结果小刚让小林和小华当着他的面发生性关系，又拿着一根带钉子的木棍吓唬小华。小林和小华钻进被窝，小华本想做样子，没想到小林假戏真做，与小华发生了性关系。之后，小刚又与小华发生了性关系。

对上面的案例我们进行解读得到下面信息。

（1）小刚5岁时父母离异，跟随父亲生活。9岁时父亲因故意伤害致死罪被判无期徒刑，小刚又回到母亲身边。继父对他不好，动辄打骂，母亲如果拦阻，也被一起挨打。小刚终日胆战心惊，不愿回家。父母离异和继父的虐待，在小刚幼小的心灵埋下了阴暗的种子，他经常出入网吧、台球厅。14岁时，小刚因抢劫罪被判处有期徒刑1年。出狱后不到3个月，又因打架斗殴，寻衅滋事，被收容教养1年6个月，此时小刚年仅17岁。解除教养后，在不足两个月的时间里，小刚又实施了打架、抢劫、强奸等违法犯罪行为。

（2）小林和小刚一样，8岁时父母离异，跟随父亲生活，母亲从没有看望过他，也没给过抚养费。小林不爱学习，经常逃学，初中一年级时转入工读学校，半年后退学，平时经常去网吧上网，喜欢上网聊天、打游戏，还浏览黄色网站。

3.网络色情与性犯罪

小海的妈妈在他上初中时就出国了，爸爸工作忙，大部分时间出差在外，16岁的小海被交给邻居阿姨看管。小海放学早，这段时间里，经常在录像厅看黄色录像，时间长了，就想尝试录像中的行为，结果犯强奸罪被叛刑。

小峰经常去网吧，最初登录黄色网站看到那些不堪入目的画面时，脸都红了，但看得多了，便上了瘾，时间久了，也想模仿。终于有一天，他把同班女同学骗到家，对其实施了强奸。

一名15岁的男孩伙同另外两名少年轮奸邻居少女，被依法判处重刑，他交代自己从10岁起就开始上网接触色情内容。一名16岁聚众淫乱的中学生交代说“主要是受网络影响，性观念很开放，网友一见面就上床的事情很常见，甚至几个人在一起搞。”类似的案例不胜枚举。

（1）据统计报告，我国互联网网站已超过100万个，用户逾9400万户，其中25岁以下的青少年占70%。据调查，超过30%的青少年上过色情网站，还有10%左右的青少年网民经常浏览色情网站。在随机调查的粤东四市100名青少年性犯罪嫌疑人中，浏览含有害色情内容并受到影响的占86%，经常观看的占64%。网络色情已经成为导致青少年性犯罪的直接诱因。

（2）当今的社会，每年用于色情业的投资达100亿，还有预计40万的收费色情网站等等。有证据表明，色情文学也会导致男性对女性的实际攻击。曾有学者指出，由于20世纪60～70年代色情文学的蔓延，世界各地报告的强奸案发率陡然上升。反复观看以快速、强迫的性行为为特征的色情片容易导致：性伴侣的吸引力下降；对通奸和女性对男性的性顺从更容易接受；男性对女性的感知更容易从性的角度出发。对于一个猥亵的词语，一遍遍地重复会发生什么？普通心理学告诉我们，人的情绪反应将“消失”。在看了成千上万的性罪片，多数人出现了情绪麻痹。这些人一旦处于真实的现实环境，似乎对性暴力更能包容。

（3）网络色情对青少年性犯罪的影响主要体现在下面这些方面。

青少年正处于爱与性的观念的求知与形成阶段，这一阶段的认知与经验会影响他们一生。在此阶段，青少年正在对个体生理知识、社会科学知识和社会伦理道德进行学习。因此，他们对自我及自我之外的外部世界的认识是不完整、不完全正确的，也缺乏必要的鉴别能力和自我保护能力，无法对网络色情中的“性作为”事件做出正误判断并形成正确的认识。当面对网络色情侵扰时，青少年由于自身具有的“性生理成熟提前而性心理成熟滞后”的特征，极易受到负面影响。

网络色情由于网络的虚拟性和匿名性，往往更大肆宣扬与人类社会法律法规及社会伦理道德规范所违背的性乱伦、性错乱、性变态、性暴力、性虐待、性侵害等错误的“性作为”事件，这些错误的“性作为”事件也会在潜移默化中影响青少年的性观念和性道德，甚至使其性心理扭曲、变形。在网络色情的误导下，青少年会形成错误的性审美观、性伦理观、性法制观、性道德观，从而导致选择错误的“性作为”，甚至实施性犯罪。

4.性犯罪人的风险评估

哪些人群容易出现性犯罪的行为？我们可以从以下几个方面进行综合考虑。这些方面包括心理学、精神病学或医学方面的评估，以心理方面的评估为主。

（1）心理认知：性兴趣和性驱力；异常的性偏好；性暴力；对性权力的信念；对抗的性态度；对女性敌对；对与儿童发生性关系的支持态度；对侵犯他人的态度；性伴侣的亲密关系体验。情绪管理上，对外界事件的自我调节控制能力。

（2）一般的犯罪学因素：如既往的犯罪行为，自幼的不健全人格。研究发现25%～50%的性犯罪人被认为患有人格障碍（除了儿童性骚扰中广泛的人格障碍外，主要是强奸中的反社会性人格），而大多数性犯罪并无异常。

（3）家庭社会环境：包括人类能够接受到的所有的一切信息，一切感官世界，都在潜移默化地影响个体的性心理塑造，并在每时每刻影响人的外显行为。古人云：非礼勿视、非礼勿言、非礼勿闻、非礼勿行，绝非故弄玄虚。

（4）精神病学评估：尽管公众眼里的“精神病人”可能发生性犯罪或从事异常的性行为，但多数性犯罪人并没有患传统意义上的“精神病”。相反，属于精神病学范畴的性偏好障碍更容易走向犯罪，而对这样的犯罪人，法律上定为完全责任能力。

九、追逐异性的狂人军军

有这样一类人，他们的精神世界遭到了扭曲、变形，他们的认知、情感、行为变得常人难以理解；在社会的角角落落里，他们卑琐地活着，不屑一顾，他们被称作为“精神病人”。推开精神病学这扇门窗，让我们一起走进，去看看与精神病患者有关的性的奇怪事件。

案例介绍

大清早，一位老太太满脸愁容地走进医生诊室。一开口就问：“大夫，你说，怎么才能不让他说流氓话，不到处找女人，不到处惹是生非？”老人的话，一时让人无法回答。

坐下后，老人细细讲来：“我儿子名叫军军，今年24岁。高中毕业后，让他跟着家里人做些小买卖。有一段时间也不知道因为啥，成天窝在家里，不出门，白天黑夜地躺着，不知道心里想些什么。5个月前经人介绍谈了个对象。刚开始，人家姑娘也没说啥，答应年内办婚事。一段时间后，人家嫌他话少，说他是闷葫芦，可能后来又说了啥难听话，说他窝囊、没本事。这一下把他惹怒了，大发了脾气，把人家撵出了门。好事就这样让他踢飞了。之后一段时间，军军整个人好像都变了。从前他内向腼腆，不多说话，做事循规蹈矩的。2个月前开始，脾气一下子变得大起来，在家里大小事发脾气，稍不如意即大发雷霆。白天到外头游逛，人们说他到处吹牛，说要去政府里头当大官，能做大买卖能发大财。花钱大手大脚，高档奢侈品胡乱地买。晚上睡觉时间也少了。让他睡，他说他是强人，睡上一会儿就顶别人好几天。最严重的情况是开始在外惹事。不管认识不认识的女人，他都要上去跟人家打招呼。前几天，派出所警察到我家，说有人在公园门口追逐妇女，被人报了警，你去看一下是不是你儿子。我就去了，可不是这混账东西嘛。都好几回了，唉，我的脸皮都丢尽了……你说说，这以后咱还找媳妇哩，谁敢嫁给他呀？”经医师诊断后，军军患了双相情感障碍——目前为躁狂相（情感障碍或心境障碍的一种）。

案例分析

患者军军起初少语寡言，活动减少，对什么事情都没有兴趣。后来出现语量增多，自我夸大；精力充沛、不感疲乏、活动增多、鲁莽行为（如挥霍、不负责任，或不计后果的行为等）、睡眠需要减少、性欲亢进。给别人造成危险或不良后果。根据CCMD-3中国精神疾病分类诊断标准，患者诊断为双相情感障碍——目前为躁狂相（情感障碍或心境障碍的一种）。

躁狂症是什么呢？它是一种以心境的高涨为主的疾病，这种心境高涨与周围环境及自身处境并不相称。患者洋洋得意，甚至欣喜若狂。患者自感才华横溢，自认为“天将降大任与我”，而某些病例表现出情绪的易激惹。病情轻者社会功能无损害或仅有轻度损害，严重者可出现幻觉、妄想等精神病性症状。性欲亢进只是躁狂症疾病的“冰山一角”，因为患者的主要问题还是情感障碍，随着情感障碍的治疗好转，性欲亢进问题也就会随之消除。而本案例最后的结果也是如此。随访半年后，患者军军已病情稳定，不好意思了。一年后，军军幸福地结婚了。

相关知识链接与思考

1.性欲亢进是性心理障碍吗？

性欲亢进指性的欲望异常强烈迫切，同房频率增加，同房时间延长，远远超出正常人水平，有些严重性欲亢进的人，可达到见异思交，不避亲疏，不知羞耻，不择对象、时间、地点，并对握手、接吻、拥抱、触摸，也能产生强烈的性欲高潮。

引起性欲亢进的原因可能存在以下几点：

①肿瘤及内分泌。下丘脑、脑垂体、肾上腺皮质、睾丸发生肿瘤，会使体内雄性激素浓度增高，从而使男性性欲增强。②神经系统疾病。中风、脑外伤、血管性痴呆和癫痫等神经系统疾病，都使大脑功能紊乱，中枢神经系统抑制功能减弱，影响大脑边缘系统和丘脑对性欲的调节，使性欲亢进。③激素。大量使用性激素物，如治疗帕金森氏病、精神分裂症及忧郁症，会引起性欲。如果老人性欲突然过强，经常出现伴有性高潮的梦境，就应该考虑可能是其他疾病的早期症状，及时去医院检查。④精神障碍与心理因素。有些精神障碍患者，如躁狂症60%可发生性欲亢进。

在性功能障碍中，性欲亢进并未作为一个单独的问题提出，原因是单纯的性欲亢进并不存在，性欲亢进常常是某种疾病的合并症状。另外，性欲亢进也不属于性心理障碍，但在生活及临床中，又确实是一类大问题。

接下来的内容将着重探讨精神疾病中的性心理问题。而此类疾病的性心理问题仅仅是所述精神疾病的表现，不足以成为单独的性心理障碍诊断。

2.精神分裂症中的性倒错

要了解精神分裂症与性心理问题的关系，我们先从这个案例开始。

反复暴露生殖器的老L——在精神科男病房里，有一位慢性精神分裂症的患者老L。他患病已28年，年龄60。近2年来，不管在哪里，都喜欢把自己的生殖器拿出来吓刚来病房的小护士，但对那些资深的护士却没有这样的行为。原来，刚来的小护士没有见过这样的事，也不知道老L是怎么了，以为他要流氓，看到他是这样的，都惊慌失措，大叫起来。而工作时间较长的护士经过他的主管医生的介绍，都知道了他是露阴癖，是他的一个症状，见怪不怪，所以面对他的暴露就比较坦然，而老L见此也就不对那些护士露阴了。护士们了解了他的行为，再没有对他的行为感到诧异和不好意思的，他的露阴行为也渐渐少了下来。

此例患者的露阴行为，只是精神疾病的异常表现的一部分。常常是精神疾病一控制，古怪的性欲表现就减少。根据流行病学调查，精神分裂症患者中，约5.76%的人伴有性行为倒错。有的表现出老L的露阴行为，有的可能会出现与性有关的精神病性症状如性幻触等。一些青春型精神分裂症还会出现性欲亢进、性欲倒错，严重时追逐异性、违法犯罪。

3.精神发育迟滞中的性变态

司法鉴定时，常能看到许多由精神发育迟滞引发的案件问题，下面就有这样一个案例。损害公共财物的傻男G ——G男，22岁，未婚，农民，文盲。案由：G经常偷牵周围邻居的家畜，有时也伤害它们，损害别人的财产。具体事件是这样的：G是一位中度精神发育迟滞患者（智商=48），村里人自他小时候就知道。他长到18岁以后，周围邻居发现经常丢一些鸡呀、猫呀等小动物，起初大家以为这些动物自己跑丢了，未在意。后来才发现以为跑丢的动物都是G抓走的，他抓走它们是干什么去了？原来G长大了，也有了像正常人一样的性意识、性冲动，但他又不能像正常人那样释放与控制，就发泄到这些动物身上。近2年来，周围的邻居都养起了布尔羊，他将这种行为发泄在羊的身上，有时对羊还有伤害。大家投资一只羊的成本都挺大，损失也就大了，他的家人也赔不起他对邻里造成的损失，曾将G关在家里，但长久不是办法，所以他又出来活动了，周围的羊就遭殃，这样被人告上法庭。

有关精神发育迟滞的犯罪类型，欧美报告以性犯罪多见。上海市精神卫生中心统计，1984～1989年医院鉴定统计，也以性犯罪及受害最常见。

作案者和受害者常具有以下特征：年龄大部分为35岁以下；文化水平低；农民占多数；单独犯罪及累犯者多；作案对象熟人较多。作案者有下列特征：男性占优势，男女之比达5倍以上。强奸案占多数。作案场所肮脏，易暴露，不合常情；临床类型以兴奋型居多；病情大多为轻度；多数具有部分或完全责任能力。性受害者特征：基本上为女性；年龄偏幼；以被奸污为主；受害场所相对隐蔽，室内较多；临床类型以安定型居多；病情以中到重度占多数；多数无性自卫能力或自卫能力有限。

精神发育迟滞患者由少年期步入青春期，性器官和性内分泌系统趋向成熟。随之性意识也开始觉醒，对异性产生强烈的好奇心和吸引力。但同时，患者思考和领悟能力差，辨认能力削弱，甚至不懂得所犯违法罪行。另外，患者情感幼稚、不成熟，具有轻信和高度受诱惑性，易受坏人诱骗和煽动，在教唆、指使下进行犯罪活动。

精神发育迟滞的女性患者往往缺乏性常识，对性行为的意义、性质及后果缺乏认识，她们的情感幼稚、肤浅、缺乏羞耻感，所以很容易受坏人利用诱骗，常常用几角钱或几粒糖，即可受骗上当，初次被奸污常系受骗，但由于缺乏羞耻感和自制力，其性欲亢进就主动召应男性。曾有1例女性初次受骗，以后主动勾引男人，称为“花痴”。

4.抑郁障碍也与性功能障碍有关?

通过下面的案例，我们来了解一下抑郁障碍的性心理问题。

他为什么没有“性”趣——一位中年女性带着自己的老公来诊室咨询。当时诊室许多人，他们静静地等所有的患者都完了，才要求在里间谈话。在交谈中，丈夫一直寡言少语，但不住地叹气。妻子一直哭诉：老公不爱她了，在外边有女人了等等。经过了解，原来是老公对她没“性”趣了。近半年来，老公从不主动找她，她找老公过夫妻生活时，他也是极不愿意，所以妻子才认为老公不爱她了。再一了解，老公自半年前即已情绪低落，饮食、睡眠都不好。对什么都不感兴趣，整日唉声叹气，少语寡言，感觉自己不如别人，更是对不起妻子，成了妻子的包袱，甚至有生不如死的想法。2周前偷偷买了一些药准备对自己做一了结。妻子听到这些，吓了一跳。她一直以为是丈夫有外遇了，不想跟自己过了，没想到……经过医师对丈夫的问询及检查，诊断丈夫为“抑郁发作”给予治疗。然后对妻子讲解了此病的特点，要妻子配合丈夫治疗。妻子才了解了丈夫为什么没有“性”趣。

抑郁障碍也与性功能障碍有关?

处在抑郁症状态的人内动力缺乏，兴趣低下，对性的敏感性和反应性低下。多数抑郁症病人的性欲显著减退，对性不感兴趣，常不能从性活动中得到满足，这属于性功能问题。抑郁病人通常没有什么性幻想或意念，虽然抑郁病人被动的性行为尚可保持，但主动的性行为却显著减退。性兴奋，包括男性的勃起功能、女性的阴道润滑功能等机体的功能虽然完整，但性兴奋的感知状态通常是减退的。抑郁症病人可有一些少见的病理性行为，如露阴癖、恋童癖、同性恋、性幻想等。此外，性欲过盛是情感障碍中躁狂发作病人的典型症状。但当他转向抑郁时，性功能也可能随之转向低下。长期抑郁会导致性功能障碍。而性功能障碍,又可能对患者产生不良的心理影响，从而加重病情，使抑郁症更难治愈。

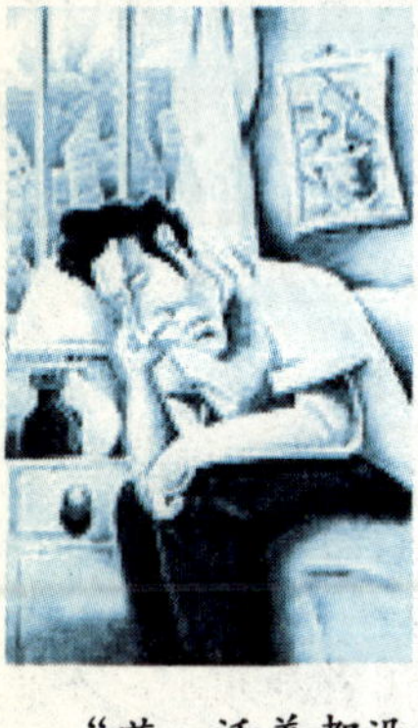

“哎，活着都没意思，还有啥性的要求？”

5.人格障碍中的性心理问题

有那么一类人，对自己没有自信，对配偶也很怀疑，尤其在男女关系上。为此发生了自己的性心理问题，造成不可挽回的悲剧。

怀疑妻子偷情的施虐狂丈夫——他总是怀疑妻子偷情。在这种变态心理的驱使下，他不仅在生活中毒打妻子，而且将这一模式带到夫妻生活中。经常过一次性生活，妻子的浑身会出现许多伤痕。即使如此，还将许多与妻子亲属关系的男性认为是自己的敌人，甚至将连襟、哥哥杀害，几乎所有沾亲带故的男士都被他列入了“黑名单”。2003年6月18日和10月31日曹仁安分别将连襟、哥哥杀害。不仅如此，他还几乎把所有沾亲带故的男士列入“黑名单”，伺机实施行凶。曹仁安原是山西省太原市某企业的高级技工，2001年赴大连工作，妻子和女儿则留在太原。去大连后，他每月都回家和妻女团聚，平凡的家庭生活温馨、甜美。然而，这种温馨、甜美的生活被一件小事破坏了。2003年春节前夕，同学袁某到曹家与曹仁安相聚，当晚留宿曹家。第二天早晨，曹仁安下楼买早点，回家时发现妻子的鼻子上有一道划痕，竟认定是袁某调戏所致。袁某见无论怎样解释也无法打消他的疑心，情急之下请来其他男同学帮忙解释。这样做不但没有消除误会，反而使曹仁安怀疑那些男同学都与他妻子有染。为了弄清事实真相，曹仁安辞去大连的工作回到太原。回家后，他动辄打骂妻子，妻子不堪忍受，逃回娘家。见事情变成这样子，父母、哥哥、姐姐和同学、朋友出于好心，纷纷劝导曹仁安。不料曹仁安已深陷“妻子被夺”“被谋财害命”的思维怪圈无法自拔，谁劝他谁就成为被他怀疑的对象。4个哥哥、连襟以及几个关系不错的男同学，全都被他认为是心怀鬼胎与他妻子有不正当关系的人；姐姐、嫂嫂、妻姐等女性亲友，则被他认为是谋他财、害他命的人。连襟王建和曾经对曹仁安说:“你不想要家了吗？”就因为这句话，他被曹仁安认定是夺他人之妻的坏蛋，招来了杀身之祸。6月18日晚，曹仁安连捅王建和数刀，导致王建和当场毙命。10月中旬，曹仁安将众亲友列入黑名单，决定碰见一个报复一个。31日晚上，他到四哥家门口，挥刀将四哥杀死。曹仁安的病态和疯狂，使他的亲戚朋友和左邻右舍心惊胆战。11月8日，曹仁安被抓获归案，他对犯罪事实供认不讳。

此例中的曹仁安属于典型的偏执型人格障碍患者，并已表现出偏执妄想的症状。

此类人格障碍患者在人际交往中常常表现冷淡，落落寡合，或对喜欢的人充满支配欲和嫉妒心，他们对环境改变易起疑心，在别人琐碎、无辜甚至积极的行为中也可发现仇视和恶意动机，这些敌意动机常常反映出患者把对自身的敌意投射到别人身上。

那么，什么是人格？在心理学上，人格是指个体表现出来的较稳定心理特点的总和，也称个性。它包括个人的能力、气质、性格、兴趣、爱好等等。是个体与环境相互作用过程中所表现出来独特的行为模式、思维方式和情绪反应。

下面我们来了解其他各种人格障碍中的性心理问题。

（1）回避型人格障碍又叫逃避型人格，其最大特点是行为退缩、心理自卑，面对挑战多采取回避态度或无能力应对。他们可能会出现有些性偏好障碍的问题。

（2）反社会型人格障碍又称“悖德型人格障碍”或“悖德狂”，这种人道德观念薄弱，以自我为中心，不考虑别人的利益和感受，甚至仇视社会，常常有意无意地伤害别人，从而触犯法律，构成性犯罪。这些人在受到惩罚后，不是抑制不良行为，改邪归正，弃恶从

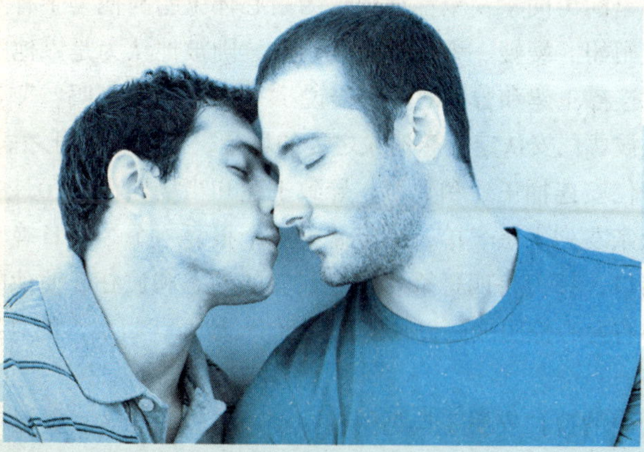

善，而是逃避惩罚或挑衅法律。性生活轻浮、随便，方式与对象都与本人不相称。

（3）边缘型人格障碍其特点是情绪不稳定，容易冲动，一冲动就失控，做出意想不到的事，包括如激情杀人等。与反社会型人格障碍不同的是，这种人很容易认错，并且甘愿受罚，甚至主动请罪，认罪态度诚恳，有强烈的悔改之意。但是，过不了多久，一旦遇到什么事情，又会情绪暴发。所以，边缘型人格障碍的犯罪往往是累犯、惯犯。他们可能有“冲动控制障碍”，如赌博、偷窃、吸毒、滥交或性变态。

（4）偏执型人格障碍的特点是，极度的感觉过敏，对侮辱和伤害耿耿于怀；思想行为固执死板，敏感多疑、心胸狭窄；爱嫉妒，常常怀疑自己的配偶不忠；惯于把失败和责任归咎于他人；同时又很自卑，总是过多过高的要求别人，但从来不信任别人的动机和愿望，有问题易从个人感情出发，主观性强。性犯罪案例中常见攻击妻子及他人。

（5）癔症型人格又称表演型人格或歇斯底里人格，特征表现为心理发育的不成熟性；特别是情感过程的不成熟性。最大的特点是情绪表露过分，总希望引起他人注意。一般有以下几个方面：为引起注意，不惜哗众取宠，说话夸大其词，掺杂幻想情节；或在外貌和行为方面表现得过分吸引他人；情绪带有戏剧化色彩、高度的暗示性和性幻想；情感易变化；性心理发育不成熟，表现为性冷淡或性过分敏感，女性患者往往天真地展示性感，用过分娇羞样的诱惑或勾引他人而不自觉。为了引起别人的注意，常常会有一些出格的表现，包括公开的性犯罪。

（6）依赖型人格障碍的特点是自已没有主见，凡事依赖别人；为了有所依靠，他们会对依赖对象言听计从，甘愿接受教唆，从而走上犯罪的道路。犯了罪以后，为了保护教唆者，他们会主动承担所有的罪责；当亲密的关系终止时感到无助或崩溃；许多性犯罪案例中，他们扮演了从犯角色，但也会对同伴不满主动作案。

（7）分裂样人格障碍，这类人常有奇异的信念，或与文化背景不相称的行为，如相信透视力、性灵感应、特异功能和第六感官等。奇怪的、反常的或特殊的行为或外貌，如服饰奇特、不修边幅、行为不合时宜、习惯或目的不明确。言语怪异，如离题、用词不妥、繁简适当、表达意见不清，并非文化程度或智能障碍等因素所引起。不寻常的直觉体验，如一过性的错觉、幻觉、看见不存在的人。对人冷淡，对亲属也不例外，缺少温暖和体贴。表情淡漠，缺乏深刻或生动的情感体验。多单独活动，主动与人交往仅限于生活或工作中必须的接触，除一级亲属外无亲密友人。性犯罪如诱骗、奸杀等。

（8）攻击型人格障碍，是青少年期和中青年期常见的一种人格障碍。患者情绪高度不稳定，极易产生兴奋和冲动，办事处世鲁莽，缺乏自制自控能力，稍有不顺便大打出手，不计后果。患者心理发育不成熟，判断分析能力差，容易被人挑唆怂恿，对他人和社会表现出敌意、攻击和破坏行为。又称为爆发型或冲动型人格障碍。常见激情性犯罪。曾有这样一个案例，一男子从赌场回家后，看到小儿子啼哭不止，怎么哄劝都不听，盛怒之下，竟扯起儿子双腿，掼地而死，此乃典型的爆发型人格发作所致。

（9）强迫型人格障碍，要求完美无缺、按部就班、有条不紊的生活，常影响到工作效率；不合理的坚持别人也要严格地按照他的方式做事，否则心里很不痛快，对别人做事很不放心；犹豫不决，常推迟或避免做出决定；常有不安全感，穷思竭虑，反复思考计划是否得当，反复核对检查，唯恐疏忽和差错；拘泥细节，甚至生活小节也要“程序化”，不遵照一定的规矩就感到不安或要重做；完成一件工作之后常缺乏愉快和满足的体验，相反容易悔恨和内疚；对自己要求严格，过分沉溺于职责义务与道德规范，无业余爱好，拘谨吝啬。对性的要求也遵从所谓“道德”观念。

在本书要结束时，我们重申一下：因性行为对自己及他人造成伤害的（包括精神及身体的），均是医学、心理学共同关注的问题。以此为标准，如果对一些问题能正确地理解，避免了对个体及他人的精神伤害，就可以认为不属于性心理障碍，就像目前对一些同性恋、易性癖认定一样。而且我们也明白了一些性心理问题是其他问题的一个反映，就像我们在本节看到的一样，它们是人格障碍，其他精神疾病的附属症状，对此我们应该积极求助，力求从实质上解决潜在的原发问题。

参考文献

1.霭理士（英）著．潘光旦译注．性心理学[M]．北京:三联书店出版社,1987：195–338

2.霍克西玛（美）著．刘川，周冠英，王学成译．变态心理学与心理治疗（第3版）[M].北京：北京世界图书出版公司，2007：537–575

3.沈渔邨主编．精神病学（第4版）[M]．北京：人民卫生出版社，2006：524–530

4.中华医学会精神科分会编，中国精神障碍分类与诊断标准第3版(CCMD–3)[M]．济南：山东教育出版社，2002：74–77

5.美国精神病学会编（APA），诊断与统计手册：精神障碍（DSM–Ⅳ）[M]．1995–5,235–251

6.范肖东，汪向东译．国际疾病分类–10（ICD–10）[M].北京：人民卫生出版社，1994：169–175

7.巴莺乔，洪炜主编.女性心理学[M]．北京：中国医药科学技术出版社，2006：98–125

8.坎迪尔（美）主编.王明晓，钟伟译．男性性功能障碍病理生理与治疗学[M]．北京：人民军医出版社，2009：53–325

9.巴特尔（美）著.杨波，李林译.犯罪心理学[M]．北京：中国轻工业出版社，2009：323–360

10.李建明主编．司法精神病学[M]．北京：人民卫生出版社，2009：212–223

11.谢弗（美）著.邹泓译.发展心理学——儿童与青少年（第8版）[M]．北京：中国轻工业出版社，2009：466–493

12.蔺桂瑞，杨凤池编著.性心理与人才发展[M]．北京：世界图书出版公司，2001：12-126

13.黄云，韩臣柏，王菊芬,等.40例性变态司法鉴定.临床精神医学杂志[J]．1999：356-357

14.刘子龙，刘良，陈晓瑞，等．35例性心理障碍的法医学鉴定分析[J]．中国法医学杂志，2008：413-415

15.张本，刘恩佑，陆林. 对精神分裂症病人有关性问题的研究[J]．中国神经精神疾病杂志，1992：206-209

16.汤世明.解析性心理障碍人群——偷看裸体易成“癖”[J]．中国社区医师，2003：42

17.汤世明.解析性心理障碍——同性恋，自虐自责[J].中国社区医师，2003：37

18.胡蕾，胡佩诚. 精神分裂症与性功能障碍.精神医学杂志[J]．2008：142-144

19.刘志中，沈建华. 精神分裂症与性心理障碍[J]．1994-2011，http://www.cnki.net

20.艾晶.民国初年女性的教育问题与女性性犯罪探析[J].甘肃社会科学，2010：227-230

21.糜若然，瞿全新. 女性性心理障碍及其治疗[J].中国实用妇科与产科杂志，1997：140-141

22.余宏其. 浅谈中学生青春期性心理障碍与疏导[J]．1994-2011，http://www.cnki.net

23.谈大正. 性文化与性心理健康[J]. 中国性科学，2010：39-45

24.陈立成，崔会如.性心理障碍与性犯罪的社会心理防治[J].社会心理科学，2005：465-469